CHEF SAPIENS

DE LOS ORÍGENES A LA ACTUALIDAD EN 100 RECETAS SALUDABLES

ELIZABETH OCHOA   MARCOS VÁZQUEZ

CHEF SAPIENS

DE LOS ORÍGENES A LA ACTUALIDAD EN 100 RECETAS SALUDABLES

Grijalbo

Papel certificado por el Forest Stewardship Council®

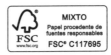

FSC
www.fsc.org

MIXTO
Papel procedente de
fuentes responsables
FSC® C117695

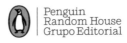

Penguin
Random House
Grupo Editorial

Primera edición: abril de 2022

© 2022, Marcos Vázquez y Elizabeth Ochoa
© 2022, Penguin Random House Grupo Editorial, S. A. U.
Travessera de Gràcia, 47-49. 08021 Barcelona
Fotografías de Jaime Barnuevo Martínez

Printed in Spain – Impreso en España

ISBN: 978-84-253-6172-2
Depósito legal: B-3.079-2022

Compuesto en M. I. Maquetación, S. L.

Impreso en Índice, S. L.
Barcelona

GR 6 1 7 2 2

Índice

Somos *Chef sapiens*

Mucho antes de la aparición del *Homo sapiens*, nuestros antepasados ya usaban el fuego para defenderse de los elementos y transformar sus alimentos. De hecho, muchos antropólogos afirman que sin la cocina la humanidad no existiría.

Cocinar permitía a nuestros ancestros obtener más energía de su comida e incorporar nuevos ingredientes a su dieta. Reducía también los patógenos de los alimentos y los conservaba durante más tiempo.

Externalizamos en la cocción parte de la digestión de los alimentos, lo que redujo el gasto energético del intestino. Cocinar nos permitió, por tanto, ahorrar energía, que fuimos derivando gradualmente hacia el cerebro. Con el paso de los milenios, nuestro intestino se hizo más pequeño y nuestro cerebro más grande.

Sin el fuego, no habría evolucionado nuestro gran intelecto. Un cerebro mayor nos permitió desarrollar estrategias de caza y recolección más efectivas, e idear formas más productivas para transformar la comida. Pasamos de cocinar directamente sobre el fuego a usar ollas rudimentarias para hervir los alimentos.

Más tarde, la agricultura hizo posible el desarrollo de grandes sociedades y los humanos nos asentamos a lo largo y ancho del planeta. En vez de cazar y recolectar la comida de cada día, pasamos a cultivar plantas y a criar animales. Este proceso cambió su genética, y, con el tiempo, la nuestra.

Hace apenas unos siglos, la Revolución industrial dio lugar a avances tecnológicos que nos permitieron conservar mejor los alimentos, lo que facilitó el transporte a larga distancia y redujo el riesgo de hambrunas.

En la actualidad estamos inmersos en la llamada «revolución digital». Aprendimos a usar el poder de la electricidad y los microchips para preparar los alimentos de formas más eficientes y sofisticadas.

En definitiva, la historia de la humanidad es la historia de la cocina. Estamos adaptados a la comida cocinada de la misma manera que las vacas lo están a comer hierba o los leones a la carne cruda. Somos criaturas de la cocina. Somos *Chef sapiens*.

A pesar del papel de la cocina en el génesis y la evolución de nuestra especie, muchos ven el acto de cocinar como una pérdida de tiempo, un mal necesario que prefieren delegar en la industria alimentaria. Por desgracia, a la industria alimentaria le preocupa más su rentabilidad que nuestra salud.

Si cocinar está en nuestros genes, es lógico pensar que dejar de hacerlo nos perjudicará. Y, en efecto, es lo que indica la evidencia más reciente: multitud de estudios encuentran una relación inversa entre la obesidad y el tiempo que pasamos cocinando.

Si quieres mejorar tu salud y, de paso, adelgazar, debes aprender a cocinar. Intenta que la mayoría de tus comidas se preparen en tu cocina, no en una fábrica.

Cocinar es mucho más que satisfacer el paladar, es mucho más que ingerir calorías y nutrientes: la cocina es cultura, y estudiar las recetas antiguas nos enseña tanto sobre los alimentos de entonces como sobre sus creadores. Todos comemos, pero la forma de satisfacer esta necesidad básica varía mucho en función de las épocas y las regiones.

Cocinar es una forma de expresión personal, pero también un medio para conectar con los demás. Al contrario que la mayoría de los animales, los humanos siempre hemos comido en grupo, tradicionalmente alrededor del fuego. Cocinar era un ritual y la comida sigue siendo una parte central de nuestra vida social.

En resumen, cocinar está en nuestro ADN, es parte de lo que define a nuestra especie. Esperamos que las recetas de este libro te ayuden a liberar el *Chef sapiens* que llevas dentro.

A lo largo del libro harás un recorrido por las grandes eras de la humanidad: recolección y caza, pesca, agricultura, ganadería, Revolución industrial y revolución digital. En cada gran sección encontrarás recetas con los alimentos más característicos de cada época, además de breves historias sobre alimentos concretos o inventos que transformaron la forma en la que comemos.

Encontrarás recetas sencillas y otras un poco más complejas. Unas se preparan en pocos minutos y otras requieren algo más de tiempo, pero te aseguramos que el esfuerzo se verá compensado.

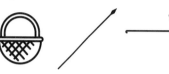 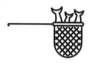   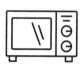

| Recolección | Caza | Pesca | Agricultura | Ganadería | Revolución industrial | Revolución digital |

Dicho esto, no pretendemos ofrecer un relato histórico perfecto ni nos limitaremos a los alimentos existentes en cada momento. *Chef sapiens* es un libro de cocina, no un tratado de historia. El objetivo principal es que aprendas a cocinar recetas saludables y sabrosas.

En el anexo incluimos una tabla de recetas por tipo de alimento, por si esta estructura te resulta más cómoda.

Nuestras recetas

La parte de este libro más difícil ha sido, sin duda, la selección de las cien recetas. A lo largo de los años hemos experimentado con muchísimas de ellas en busca del equilibrio perfecto entre sabor y salud. El objetivo es combinar los alimentos de siempre de maneras sorprendentes. Buscamos aprovechar el poder nutricional sin renunciar a satisfacer el paladar y sin pasar horas cada día en la cocina.

Todas las recetas que presentamos se basan en comida real, en alimentos que nuestros ancestros podrían haber reconocido, pero incluyen algunos ingredientes modernos que facilitan la preparación y mejoran el sabor.

Evitamos usar ingredientes poco saludables, como el azúcar refinado, y métodos de cocción agresivos, como freír. Su uso esporádico no dañará tu salud, pero queremos mostrarte alternativas mejores. No renunciamos, sin embargo, a las comodidades de la cocina moderna y haremos buen uso de nuevas tecnologías culinarias.

Por último, aprovechamos la globalización y el comercio moderno para mezclar ingredientes y recetas de distintas partes del planeta.

Si quieres menús detallados y muchas más recetas sencillas, echa un vistazo a nuestros planes en fitnessrevolucionario.com/programas.

Clasificación de las recetas

A lo largo de la historia, la dieta humana ha sido muy variada; comíamos distintos alimentos según la geografía y la temporada. La evolución genética hizo, además, que unas poblaciones toleraran ciertos alimentos, como lácteos o algunos cereales, que para otras eran problemáticos. La evolución cultural también influyó en la selección de alimentos; en cada grupo surgían normas sobre alimentos venerados y prohibidos.

Algunas de estas categorías tienen más o menos sentido en función de cada caso, pero para hacerlo más sencillo usaremos las siguientes etiquetas en las recetas:

- **Paleo (P)**: No incluye lácteos, cereales ni legumbres.
- **Ceto (K)**: Muy baja en carbohidratos.
- **Vegana (Ve)**: No incluye productos animales.
- **Vegetariana (V)**: Puede incluir ciertos alimentos animales, como huevos, lácteos o miel.
- **Sin gluten (SG)**: No incluye cereales con gluten. Algunos cereales, como la avena, no tienen gluten de manera natural pero pueden contener trazas por contaminación cruzada. Si tienes celiaquía deberías usar versiones de estos alimentos certificadas «sin gluten».

La despensa de *Chef sapiens*

El resultado de una receta depende tanto del proceso como de los ingredientes. En la medida de lo posible, considera lo siguiente:

- Prioriza carnes, huevos y lácteos ecológicos, preferiblemente de animales criados en libertad.

- Compra el pescado lo más fresco posible y cocínalo el mismo día o, como muy tarde, al día siguiente. Si no vas a prepararlo en ese momento, congélalo.

- Compra siempre que puedas verdura fresca y de temporada, y lo mismo con la fruta. No obstante, más adelante verás que las versiones congeladas son también válidas en muchos casos.

- Puedes cocinar los caldos y fondos que usamos en las recetas o comprarlos ya preparados. Si los compras, examina los ingredientes y selecciona los de mejor calidad.

- Proponemos usar kuzu como espesante en vez de maicena (almidón de maíz). No añade sabor y tiene propiedades beneficiosas para la salud. Si prefieres usar maicena, no hay problema.

- Recomendamos endulzantes naturales y poco procesados, como miel, sirope de dátil, estevia, eritritol, azúcar de coco y panela rallada. Dado que usarás cantidades pequeñas, prueba varios y quédate con los que más te gusten.

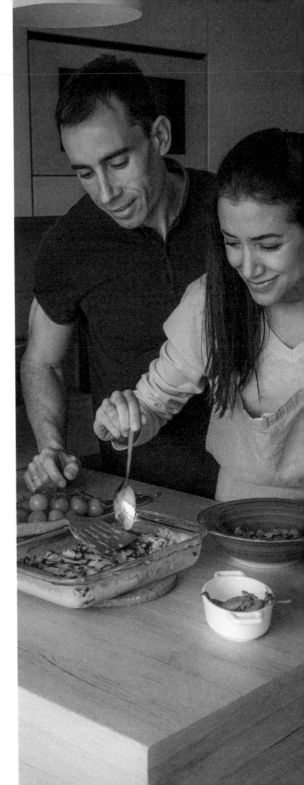

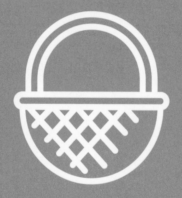

Recolección

Al imaginar nuestro primitivo pasado nos vienen a la mente imágenes de hombres con lanzas en mano cazando antílopes y mamuts. Sin duda, la caza fue muy importante en la historia de nuestra especie, pero no lo fue menos la recolección.

Esta era una actividad menos peligrosa y más predecible que la caza. Si sabías dónde buscar, encontrarías semillas y raíces, frutas y tubérculos. Las plantas no se defendían con garras y dientes ni intentaban escapar cuando te acercabas. Además, algunos de estos alimentos, como los frutos secos, podían conservarse durante muchas semanas, así que servían como reserva de comida básica.

Nuestros ancestros recolectaban cientos de alimentos, su dieta era muy variada. De esta manera lograban los nutrientes que necesitaban y evitaban posibles intoxicaciones por acumulación de toxinas presentes en determinadas plantas.

No solo recolectaban alimentos vegetales, sino que valoraban también productos como los huevos o la miel, que eran parte relevante de muchas dietas ancestrales.

Huevos

El huevo es uno de los alimentos más versátiles y completos que existen. Por desgracia, el miedo a las grasas y el colesterol hace que muchas personas limiten su consumo o solo coman las claras. Grandes estudios recientes desmienten la idea de que los huevos incrementen el riesgo de enfermedad coronaria, por lo que puedes incluirlos sin miedo en tu dieta. Además de ser una excelente fuente de proteína, el huevo contiene multitud de minerales y vitaminas. La yema es también rica en carotenoides como la luteína y la zeaxantina, nutrientes fundamentales para la vista y la salud del cerebro. Destaca asimismo su aporte de colina, que es importante para el metabolismo de las grasas y el funcionamiento del sistema nervioso.

Desde el inicio de los tiempos comimos todo tipo de huevos, sobre todo de aves, pero también de tortuga. Nuestros ancestros apreciaban el huevo no solo por su gran aporte nutricional, sino también por su utilidad como recipiente.

En distintas excavaciones, principalmente en zonas áridas, se han encontrado muchos restos de huevos grandes, como los de avestruz, que se habrían utilizado a modo de recipiente para transportar agua. De hecho, es una práctica que todavía se observa en sociedades cazadoras-recolectoras contemporáneas, como los bosquimanos del Kalahari. Abren un pequeño orificio por un extremo y vacían el contenido, disfrutan así de una rica comida y, de paso, obtienen una cantimplora natural que puede albergar más de un litro de agua.

A medida que nuestras habilidades culinarias evolucionaban, el huevo fue convirtiéndose en un ingrediente central de la cocina. Era, por ejemplo, muy valorado por los mejores chefs romanos. Marco Gavio Apicio, cocinero del emperador Tiberio, documentó hace dos mil años multitud de recetas que proponían distintos usos del huevo.

Tiene propiedades emulsionantes (para mayonesas o salsas), coagulantes (para natillas o flanes), espesantes (para cremas o sopas), colorantes e incluso abrillantadoras. En resumen, la cocina sería mucho más aburrida sin el huevo.

(Recetas de huevos de la 1 a la 9).

Técnicamente, todo lo que venga de una planta es una verdura, incluyendo frutas, semillas, legumbres, tubérculos y cereales.

Coloquialmente, sin embargo, llamamos «verduras» o «vegetales» a las siguientes partes de las plantas.

Parte de la planta	Ejemplos
Raíz	Zanahoria, rábano, nabo...
Bulbo	Cebolla, ajo, remolacha...
Tallo	Espárrago, puerro, apio...
Hoja	Espinaca, rúcula, lechuga, endivia, acelga, canónigos...
Flor	Coliflor, brócoli, alcachofa...

Desde un punto de vista nutricional, las verduras son difíciles de superar. Aportan muchos micronutrientes por caloría y son la mejor fuente de distintos tipos de fibra. Esta fibra es importante para la salud de nuestra microbiota, además de aportar saciedad y ayudarnos a controlar la ingesta calórica.

Sin querer aplicar un modelo matemático a las verduras, recomendamos este reparto aproximado:

- **⅓ de hojas verdes**: espinacas, lechugas, rúcula, endivias, canónigos, etc. Son buena base para cualquier ensalada y aportan nutrientes relevantes, como magnesio, folato, potasio o manganeso.
- **⅓ de crucíferas (Brassicas)**: brócoli, coliflor, coles de Bruselas, repollo, kale, etc. Tienen compuestos especiales no presentes en otros vegetales, como **glucosinolatos**, importantes en la prevención de enfermedades como el cáncer.
- **⅓ de verduras multicolor**: La recomendación de «comer el arcoíris» es acertada. Diferentes colores se asocian a diferentes nutrientes y, en general, colores más intensos indican más nutrición. Hay excepciones: las cebollas, el ajo puerro o los ajos son blancos, pero son ricos en quercetina, un potente polifenol. Aquí también

puedes explorar las **versiones coloradas**, como la cebolla morada o la col lombarda.

La fruta, por su parte, destacó en nuestra dieta desde mucho antes de que nos convirtiéramos en *Homo sapiens*.

Cuando nuestros ancestros lejanos vivían en los árboles la fruta era su alimento favorito. Aunque nuestra alimentación posterior se diversificó, seguimos bien adaptados a comer fruta.

La manipulación a la que las hemos sometido durante milenios ha hecho que la mayoría de las frutas actuales sean más dulces y grandes que las originales, pero siguen aportando multitud de beneficios para la salud.

Por último, en esta categoría estarían los frutos secos. A pesar del nombre, son en realidad semillas, árboles en potencia. Son una combinación equilibrada de proteína, carbohidrato y grasa, de ahí que nuestros ancestros disfrutaran estas pequeñas píldoras nutricionales.

(Recetas de verduras y frutas cocidas de la 10 a la 30).

¿Podemos sobrevivir sin cocinar?

Algunos seguidores de las dietas crudívoras afirman que cocinar es antinatural y que para optimizar la salud debemos comer los alimentos crudos.

Esta idea es equivocada por varios motivos. Para empezar, nuestro sistema digestivo y nuestro cerebro evolucionaron gracias a la comida cocinada. Cocinar no solo permitía obtener más energía de la comida, sino también más nutrientes. Por ejemplo, absorbemos mejor la proteína de un huevo cocido que de un huevo crudo. Ciertos nutrientes, como el licopeno del tomate o el betacaroteno de las zanahorias, se incrementan al cocinar estos alimentos.

Hay quienes argumentan que las verduras crudas mejoran la digestión al contener diversas enzimas que se destruyen durante el cocinado, pero tampoco esta es una idea válida. Estas enzimas están pensadas para las plantas, no para nosotros. El sistema digestivo es capaz de producir las enzimas que necesita y no espera que estas vengan incluidas en la comida. De hecho, incluso aunque ingieras estas enzimas en los alimentos crudos, el ácido del estómago las destruiría en gran medida.

Además, muchos alimentos en su estado natural tienen compuestos que dificultan su digestión. Los cereales o las legumbres contienen fitatos y lectinas, que son mecanismos de defensa contra los depredadores. Las plantas no corren ni luchan, pero algunas desarrollaron defensas químicas que pueden dañar la salud intestinal. Al cocinar se desactivaban estos pequeños venenos, lo que permitió a nuestros ancestros acceder a todo el poder nutricional de estos alimentos.

No conocemos ninguna sociedad ancestral que no cocinara buena parte de sus alimentos. Sobrevivir sin cocinar solo es posible en un entorno antinatural como el actual, repleto de supermercados y alimentos preparados.

Dicho esto, es buena idea ingerir alimentos crudos, sobre todo frutas y verduras. La cocina potencia determinados nutrientes, pero daña otros. Algunas vitaminas, como la C y varias del grupo B, son especialmente sensibles al calor y se degradan con los procesos de cocinado. Combinar alimentos cocinados y crudos nos permitirá obtener lo mejor de ambos mundos.

(Recetas de verduras y frutas crudas de la 31 a la 39).

Cremas y caldos

Aunque el fuego y el agua puedan parecer enemigos, son aliados perfectos en la cocina. Las primeras ollas tienen poco más de diez mil años, pero se cree que cocinábamos con agua desde mucho antes aprovechando elementos más naturales.

Por ejemplo, los géiseres eran fuentes naturales de agua hervida y muchas poblaciones recurrían a ellos para cocinar. Podríamos haber usado también grandes conchas o incluso caparazones de tortuga para cocer alimentos.

Otra técnica culinaria, con más de treinta mil años de antigüedad, consistía en cavar un agujero en el suelo, sellarlo con piedras planas y llenarlo de agua. En paralelo, estos rudimentarios chefs calentaban piedras grandes sobre el fuego. Cuando estaban lo bastante calientes, las introducían en el agujero, lo que hacía hervir el agua para crear una olla natural.

Por suerte, las cocinas modernas hacen el proceso mucho más sencillo. No necesitas caparazones de tortuga ni cavar agujeros en el suelo. Lo que sí te recomendamos es que prepares distintos tipos de caldos o fondos (de verdura, de carne, de pollo y de pescado) y los guardes en el congelador para usarlos en distintas preparaciones.

(Recetas de caldos y cremas de la 40 a la 44).

1. Huevos estrellados con hash de patatas

 Porciones: 1-2

 Tiempo: 20 minutos

 Comida: (P) (SG)

Ingredientes:

2 huevos
150 g de patatas (1 mediana)
40 g de cebolla roja
40 g de pimiento rojo o verde
25 g de beicon ahumado (2 tiras)
o de taquitos de jamón ibérico
15 ml de AOVE
<1 g de pimentón en hojuelas o molido
(dulce o picante)
2 g de hojitas de perejil (opcional)
Sal y pimienta al gusto

Equipo y utensilios:

Tabla de cortar
Cuchillo de chef
Pelador de verduras
Olla pequeña
Bol
Sartén antiadherente mediana

Tips:

Aprovecha para cocinar más patatas que las indicadas y conservarlas en la nevera, y así ahorrarás tiempo para repetir otro día.

Elaboración:

1. Pela las patatas y córtalas en cubos pequeños. Corta finamente la cebolla y el pimiento. Corta también las tiras de beicon ahumado en trozos pequeños.

2. Pon al fuego una olla con suficiente agua y una pizca de sal, echa las patatas y cocínalas durante 5-7 minutos. Escúrrelas y reserva.

3. Mientras se cocinan las patatas pon una sartén a fuego medio alto con la mitad del AOVE. Añade los trocitos de beicon y deja que se cocine hasta que comiencen a dorarse. Luego agrega la cebolla y el pimiento, y saltea durante un minuto.

4. Incorpora las patatas a la sartén con una pizca de sal y las hojuelas de pimentón. Cocina removiendo constantemente hasta que las patatas se doren. Añade el perejil, remueve de nuevo y pásalas al plato de servir.

5. En la misma sartén a fuego medio alto agrega el resto del AOVE. Casca los huevos en un bol y, con cuidado de que la yema no se rompa, échalos a la sartén. Cocina hasta que la clara esté cocida por completo, pero la yema todavía siga algo líquida o cruda (según el gusto).

6. Sirve colocando los huevos estrellados sobre el hash de patatas. Esparce algo más de sal, pimienta y hojuelas de pimentón.

Variantes:

- Usa las verduras y tubérculos que más te gusten para el hash. Por ejemplo, boniato, zanahorias, calabacín, nabo, etc. También puedes preparar los huevos con hash browns de yuca (p. 184) o con tortitas crocantes de patatas (p. 232).

- Para una versión vegetariana, cambia el beicon por queso cheddar y añádelo al final del paso 4.

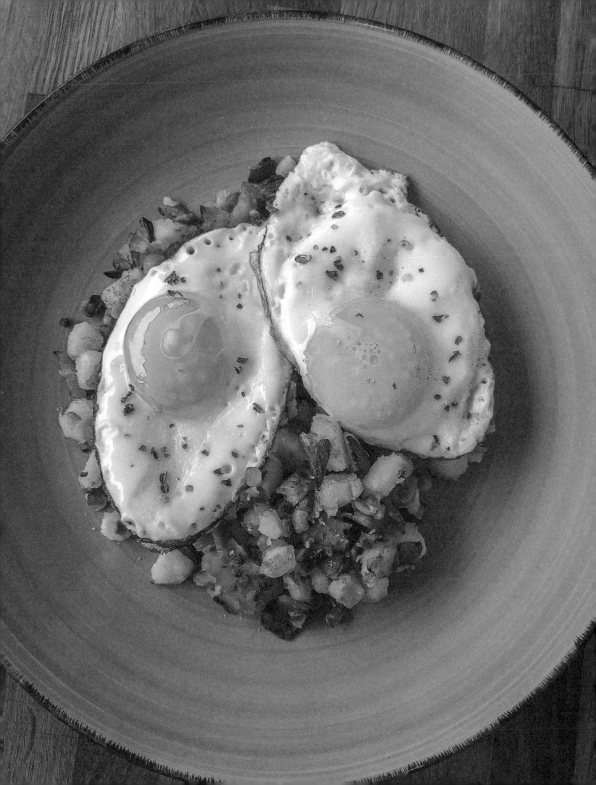

2. Revuelto de setas (con o sin chorizo)

 Porciones: 2

 Tiempo: 10 minutos

 Comida: (P) (K) (SG)

Ingredientes:

4 huevos
30 g de chorizo (opcional)
100 g de setas tipo ostra
70 g de cebolleta o cebolla
1 diente de ajo
7 ml de AOVE
Sal y pimienta al gusto
5 g de piñones o semillas tostadas
para servir (opcional)

Equipo y utensilios:

Tabla de cortar
Cuchillo de chef
Bol
Sartén antiadherente mediana
Espátula

Tips:

Para que los huevos queden cremosos se debe precalentar la sartén a temperatura baja y mantenerla así durante la cocción; la espera valdrá la pena.

Añade mantequilla fría en el momento de batir los huevos para obtener un revuelto más cremoso, o una cucharadita de agua o leche si te gusta más esponjoso.

Elaboración:

1. Corta las setas en láminas o trozos pequeños. Corta la cebolleta a lo largo y luego en láminas (guarda la parte verde de la cebolleta para servir). Corta el ajo finamente.

2. Quita la piel al chorizo y desmenuza la carne.

3. Precalienta la sartén a fuego medio bajo. Echa el AOVE, distribúyelo y espera a que se caliente. Añade el chorizo y sofríe durante un minuto. Luego, agrega la cebolleta y el ajo, y deja que se cocine hasta que empiecen a ablandarse. Incorpora las setas y cocina removiendo unos minutos más.

4. Casca los huevos en un bol, sazónalos y bátelos con un tenedor.

5. Sube el fuego y añade los huevos al sofrito. Cocina sin dejar de remover hasta que el revuelto tenga la consistencia deseada (algo crudos o bien cocidos).

6. Sirve el revuelto esparciendo por encima la parte verde de la cebolleta y la pimienta recién molida, a tu gusto.

Variantes:

- Sustituye el chorizo por beicon ahumado o usa cualquier variedad de setas (portobello, shiitake o enoki).

- **Variante vegana**: Reemplaza los huevos por un revuelto de tofu con cúrcuma y levadura nutricional.

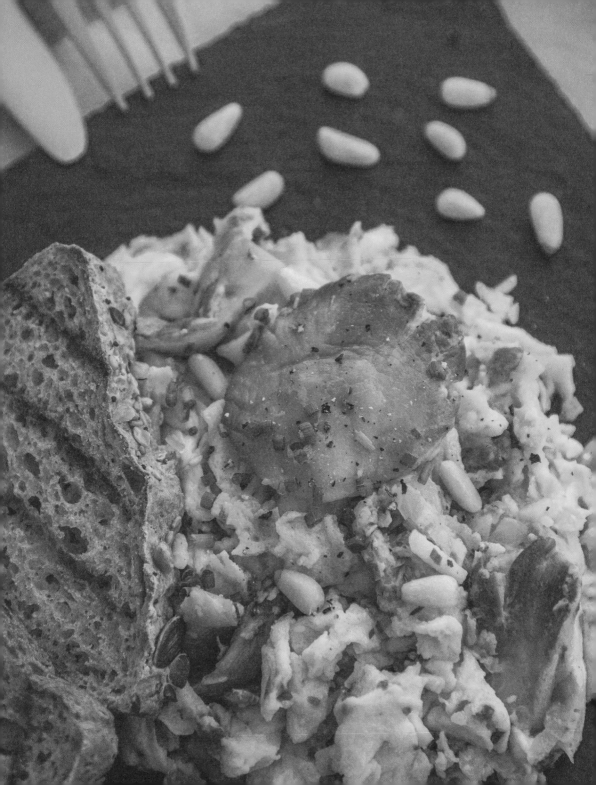

3. Revuelto de salmón con tartar de aguacate

 Porciones: 1-2

 Tiempo: 15 minutos

 Comida: (P) (K) (SG)

Ingredientes:

3 huevos
50 g de salmón ahumado
5 ml de agua (o leche)
50 g de aguacate
20 g de pepino
5 g de cebollino o eneldo fresco
Unas gotas de zumo de limón
Sal y pimienta al gusto
7 ml de AOVE

Aderezo

10 g de mayonesa casera (o yogur griego natural)
5 g de mostaza de Dijon
5 g de miel

Equipo y utensilios:

Tabla de cortar
Cuchillo de chef
3 boles o recipientes
Sartén antiadherente mediana
Molde redondo o de hamburguesas

Tips:

Para que los huevos se sostengan sobre el tartar deben quedar firmes.
Para ello se recomienda mantener alta la temperatura durante toda la cocción, intentando que los huevos no se adhieran al fondo para evitar que se quemen.

Elaboración:

1. En un bol mezcla la mayonesa, la mostaza de Dijon y la miel líquida. Reserva este aderezo para el momento de servir.

2. Corta el salmón ahumado en trozos pequeños. Pela y corta el pepino en cubos pequeños, y el aguacate en cubos un poco más grandes. Corta el cebollino en aros finos.

3. Pon el aguacate en un bol y machácalo un poco con un tenedor. Agrega el pepino, la mitad del cebollino, unas gotas de zumo de limón y una pizca de sal. Remueve muy bien y reserva.

4. Precalienta una sartén a fuego medio alto con el AOVE y espera a que se caliente. Mientras tanto, bate los huevos en un bol con la sal, el agua y el resto del cebollino.

5. Añade los huevos a la sartén y deja que se cocine despegando el fondo con la espátula. Cuando todavía estén crudos agrega el salmón ahumado y remueve de nuevo para integrarlo con los huevos. Cocina hasta que los huevos estén esponjosos y cocidos, y retira enseguida del fuego.

6. Pon un molde redondo (como los de hamburguesas) sobre un plato. Incorpora primero el tartar de aguacate, presiónalo ligeramente y coloca encima el revuelto de salmón. Retira el molde con cuidado, esparce un poco de aderezo y pimienta recién molida al gusto. Acompáñalo con una ensalada superverde (p. 82) o pan de trigo sarraceno (p. 182).

Variantes:

- Dale un toque asiático con una mayonesa casera de wasabi y soja, y cambiando el cebollino por alga nori y semillas de sésamo tostadas.

- **Variante vegana**: Sustituye los huevos por un revuelto de tofu con cúrcuma y levadura nutricional, y el salmón por alga nori cortada y setas.

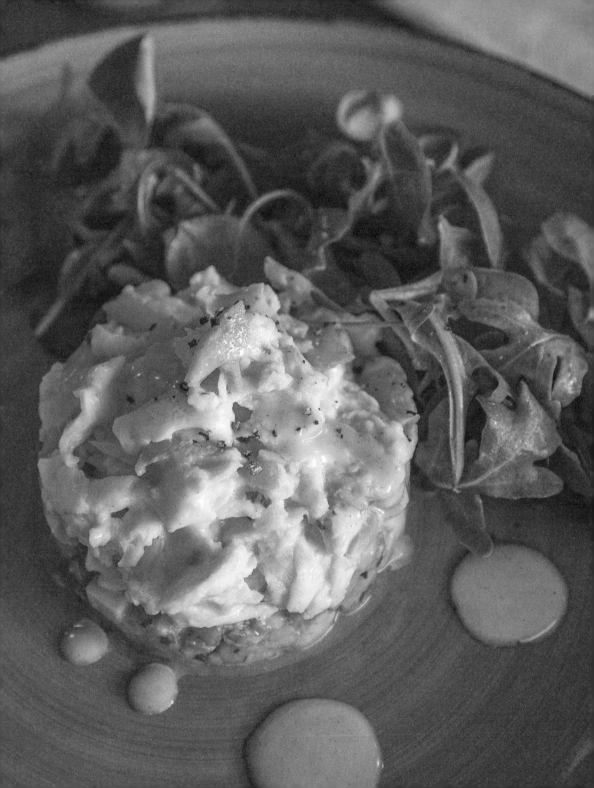

4. Huevos pochados con spanakopita (empanada griega de espinacas)

 Porciones: 2

 Tiempo: 20 minutos

 Comida: (K) (V) (SG)

Ingredientes:

2 huevos
5 ml de vinagre
Agua

Spanakopita
200 g de hojas de espinacas baby
100 g de queso feta
70 g de cebolla o cebolleta
<1 g de eneldo u orégano seco
15 ml de AOVE
Sal y pimienta negra al gusto
10 ml de nata líquida (opcional)
Nueces partidas al gusto (opcional)

Equipo y utensilios:

Tabla de cortar
Cuchillo de chef
Sartén antiadherente mediana
Olla pequeña
Espumadera

Tips:

Como alternativa, prepara los huevos en la misma sartén con la spanakopita. Abre dos espacios pequeños con una cuchara y agrega en cada uno un huevo. Tapa y deja que se cocine a fuego bajo hasta que los huevos estén cocidos pero cremosos.

Si vas a usar espinacas congeladas, recuerda escurrirlas muy bien antes de prepararlas.

Elaboración:

1. Corta la cebolla finamente. Desmenuza el queso feta con un tenedor y reserva.

2. Pon una sartén mediana a fuego medio alto y agrega el AOVE. Cuando el aceite esté caliente, añade la cebolla y deja que se cocine hasta que esté blanda. Agrega el eneldo, remueve y cocina durante 30 segundos.

3. Incorpora las espinacas y mézclalas con la cebolla hasta que las hojas se ablanden. Si no caben de una vez en la sartén, añádelas por partes hasta que todas estén incorporadas.

4. Por último, agrega ¾ del queso feta, una pizca de sal y pimienta al gusto (recuerda que el queso es salado). Cocina todo a fuego alto sin dejar de remover para que se evapore la mayor cantidad del líquido que desprenden las espinacas y el queso. Retira del fuego y distribuye las espinacas en dos cuencos o platos hondos.

5. Para pochar los huevos, pon un cazo pequeño con al menos 5 cm de agua con vinagre a hervir y casca un huevo en un bol pequeño.

6. Cuando rompa a hervir baja el fuego. Remueve rápidamente el agua con una cuchara para hacer que gire y añade el huevo justo en el vórtice de agua que se forma (no introduzcas la cuchara de nuevo). Deja que se cocine allí sin tocarlo entre 1 y 2 minutos. Luego saca el huevo con una espumadera (procurando que la yema no se rompa) para que escurra el agua. Colócalo con cuidado sobre uno de los cuencos con la spanakopita. Repite el procedimiento con el otro huevo.

7. Añade a cada cuenco el queso feta restante por encima, las nueces partidas, un chorrito de nata y la pimienta recién molida. Puedes acompañarlos con una rebanada de pan de trigo sarraceno tostado (p. 182) o con galletas de queso (p. 204).

Variantes:

- Sustituye las espinacas por acelgas, kale o por una mezcla de ambos.

- Cambia el queso feta por requesón o añade un poco de queso parmesano.

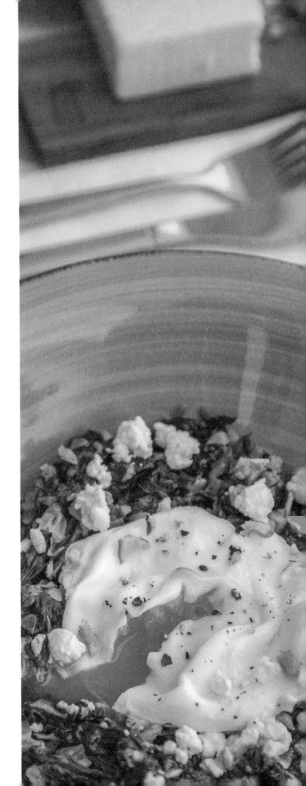

5. Huevos rancheros horneados

 Porciones: 2-3

 Tiempo: 10 minutos
+ 10 minutos de horno

 Comida: (V) (SG)

Ingredientes:

4 huevos

200 g de tomates troceados en conserva

50 g de cebolla roja

1 diente de ajo

30 g de pimiento verde

½ pimiento verde picante o guindilla (opcional)

15 ml de AOVE

50 g de queso cheddar rallado

50 g de aguacate

Sal y pimienta al gusto

5 g de cilantro fresco para servir

Equipo y utensilios:

Tabla de cortar

Cuchillo de chef

2 fuentes pequeñas de horno
o 4 ramequines individuales
(10 cm de diámetro × 5 cm de alto)

Colador

Sartén antiadherente mediana

Tips:

Prepara el sofrito por adelantado, guárdalo en la nevera y monta las fuentes de horno desde el paso 5 en el momento de consumir. Este plato es muy práctico, rico y original para un brunch con familiares y amigos.

Elaboración:

1. Corta finamente la cebolla, el ajo y el pimiento verde. Retira las semillas del pimiento verde picante y córtalo en rodajas muy finas. Corta las hojitas de cilantro y el aguacate en cubitos. Reserva estos últimos para el momento de servir.

2. Precalienta el horno a 180 °C con ventilador y engrasa las fuentes de horno extendiendo unas gotas de AOVE con un papel absorbente.

3. Pon la sartén a fuego medio y agrega el AOVE. Cuando esté caliente, añade todos los vegetales menos el tomate. Cocínalos removiendo durante un minuto.

4. Pasa los tomates troceados por un colador y escurre el exceso de líquido de la conserva (guárdalo para una salsa). Luego añádelos a la sartén, salpimienta, y deja que se cocine todo un minuto más.

5. Con una cuchara reparte el sofrito entre las fuentes engrasadas llenándolas hasta la mitad. Luego, con la misma cuchara, abre pequeños espacios en la fuente donde colocarás los huevos, con cuidado de que las yemas no se rompan. Esparce por encima de cada fuente queso cheddar y pimienta negra recién molida.

6. Introduce las fuentes en el horno y deja que se cocinen hasta que la clara esté visiblemente cocida y la yema se mantenga todavía algo líquida (entre 7 y 10 minutos).

7. Saca del horno y, para servir, esparce el cilantro y el aguacate por encima. Puedes acompañar con tortilla de legumbres (p. 246) o con hash browns de yuca (p. 184).

Variantes:

- Añade al sofrito otros vegetales, como champiñones, o un poco de chorizo o beicon cortado pequeño.

- Usa tanto pimiento como guindilla, según lo picante que te guste. También puedes cambiarlo por su versión no picante.

- **Variante vegana**: Sustituye los huevos por garbanzos o alubias pintas de bote, y el queso por su versión vegana.

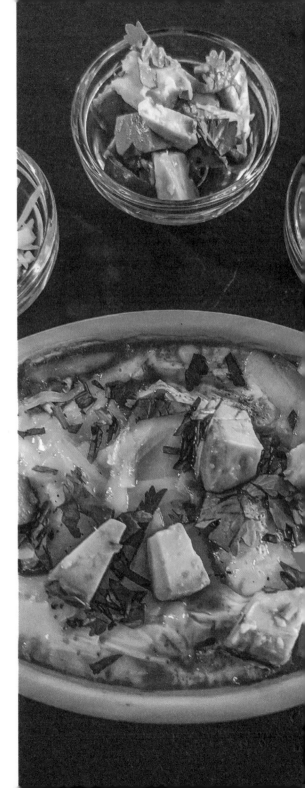

6. Omelette thai

 Porciones: 2-3 | Tiempo: 10 minutos | Comida: (V) (SG)

Ingredientes:

4-5 huevos

15 ml de salsa de pescado (o de soja sin gluten)

5 ml de zumo de limón

10 g de almidón de yuca

10 g de cebollino (opcional)

<1 g de pimentón picante en hojuelas o molido (opcional)

Sal al gusto

10 ml de AOVE o aceite de sésamo

Edamames tostados para servir (opcional)

Aderezo (opcional)

15 ml de salsa de soja (sin gluten)

15 g de miel

5 g de jengibre fresco rallado

Equipo y utensilios:

Tabla de cortar

Cuchillo de chef

2 boles o recipientes

Sartén antiadherente mediana

Tips:

El sabor de esta omelette es poco común, pero te sorprenderá. Es perfecta para una cena rápida o para comida con matices asiáticos.

Elaboración:

1. Corta finamente el cebollino y haz con él 4 partes.

2. Casca los huevos en un bol y añade la salsa de pescado, el zumo de limón, el almidón de yuca y una pizca de sal. Bate con unas varillas hasta que no queden grumos de almidón.

3. Precalienta una sartén a fuego alto, agrega el AOVE y espárcelo por la sartén. Cuando esté bien caliente, incorpora ¼ de la mezcla de huevo vertiéndola desde una altura de entre 8 y 10 cm para que cuando toque la sartén haga pequeñas burbujas. Rápidamente, maniobrando con la sartén, distribuye la mezcla por toda la superficie. Cocina sin tocarla durante 30 segundos y esparce una parte del cebollino y del pimentón picante.

4. Cocina unos segundos más (debe estar todavía un poco húmeda por encima) y despega los bordes de la tortilla con una espátula para doblarla en dos o tres partes.

5. Pasa la omelette a un plato y repite el procedimiento con la mezcla restante. Recuerda mantener la sartén bien caliente.

6. Prepara el aderezo mezclando los ingredientes en un bol. Sirve la omelette con los edamames tostados partidos y el aderezo aparte. Acompaña con una ensalada Asia-slaw (p. 94) o sirve sobre arroz basmati cocido.

Variantes:

- Cambia la salsa de pescado por salsa de soja sin gluten. También puede rellenarse con queso o con lonchas de aguacate.

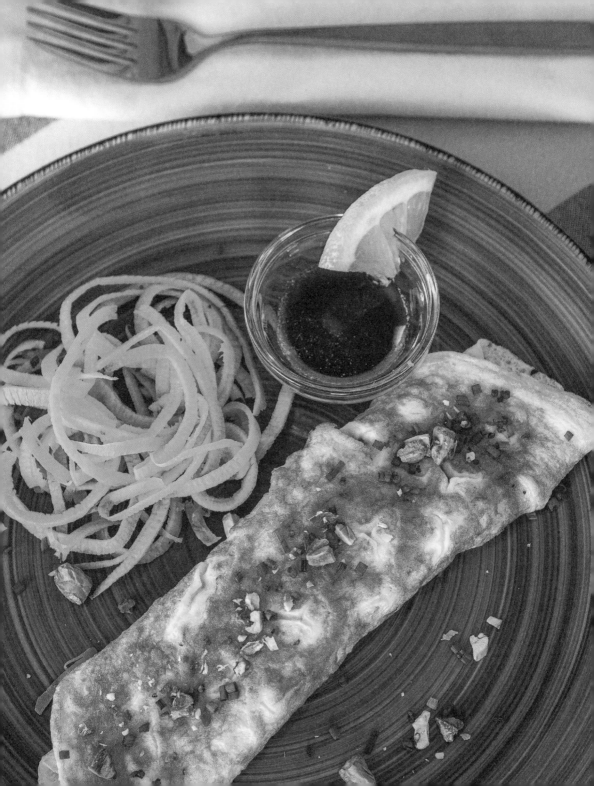

7. Cintas de huevo de colores

 Porciones: 2 | Tiempo: 40 minutos | Comida: (K) (V) (SG)

Ingredientes:

4 huevos
30 g de hojas de espinacas baby
<1 g de curri molido
100 g de tomates cherry
10 g de albahaca o 20 g de rúcula
2 lonchas de cecina
10 g de queso parmesano (opcional)
15 ml de AOVE
Sal y pimienta negra al gusto

Equipo y utensilios:

Tabla de cortar
Cuchillo de chef
3 boles o recipientes
Batidora de vaso
Sartén antiadherente grande
Olla pequeña

Tips:

Una sartén con buen revestimiento antiadherente te garantiza el éxito en esta receta.

La sartén debe estar a temperatura media baja para que los huevos no se cuajen antes de poder distribuirlos por su superficie.

Es una receta laboriosa para lucirte en un desayuno o cena ligera. No es muy práctica si tienes poco tiempo o familia numerosa.

Elaboración:

1. Corta los tomates cherry por la mitad y pica las hojas de albahaca. Mezcla todo en un bol con un poco de AOVE y sal.

2. Corta a lo largo las lonchas de cecina en tiras de más o menos 1-2 cm de ancho. Ralla el queso parmesano.

3. En una batidora de vaso pon dos huevos, una pizca de sal y las espinacas. Bate a máxima potencia hasta que la mezcla esté homogénea y de color verde. Pasa a un bol y reserva.

4. Enjuaga el vaso de la batidora y coloca los otros 2 huevos con el curri y una pizca de sal. Bate a máxima potencia hasta que la mezcla esté homogénea y de color amarillo intenso.

5. Pon una sartén antiadherente grande a fuego medio, agrega unas gotas de AOVE y espárcelo por toda la superficie con papel absorbente.

6. Vierte la mezcla de huevo, solo la cantidad necesaria para cubrir la superficie de la sartén con una capa fina. Maniobra con el mango para distribuir la mezcla como si fuera una crepe.

7. Cuando la tortilla cuaje separa los bordes con una espátula y pásala con cuidado a una tabla de cortar. Repite el mismo procedimiento hasta acabar con la mezcla amarilla y a continuación haz lo mismo con la verde.

8. Haz un montoncito con todas las tortillas (o crepes), enróllalas y córtalas en rodajas de más o menos 1 cm. Luego separa las cintas con cuidado de no romperlas.

9. Distribuye las tiras de cecina y las cintas de huevo en dos platos hondos, y agrega los tomates cherry en el centro. Espolvorea el queso parmesano, pimienta negra al gusto y unas hojitas de albahaca para adornar.

Variantes:

- Cambia la cecina por jamón ibérico o el queso parmesano por minimozzarellas.

- Experimenta con cintas de otros colores. Por ejemplo, añade al batido de huevos un pimiento del piquillo para un color más rojizo o aceitunas o ajo negro para lograr tonos marrones.

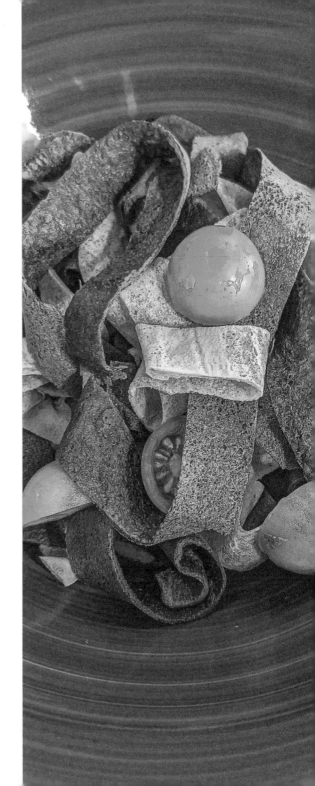

8. Frittata con migas de bacalao, acelgas y pasas

 Porciones: 2-3

 Tiempo: 15 minutos
+ 10 minutos de horno

 Comida: (SG)

Ingredientes:

170 g de cebolla

30 g de puerro (opcional)

170 g de migas de bacalao desaladas

170 g de hojas de acelga

30 g de pasas

<1 g de pimentón dulce en hojuelas o molido

3 huevos

10 ml de nata fresca o leche (opcional)

15 ml de AOVE

Sal y pimienta negra al gusto

Equipo y utensilios:

Tabla de cortar

Cuchillo de chef

Bol

Sartén antiadherente mediana

Fuente pequeña para horno (20 cm aprox.)

Tips:

Si usas acelgas o bacalao congelados, escúrrelos muy bien en un colador antes de añadirlos.

Con esta receta disfrutarás de los sabores de una empanada, pero de una forma más saludable.

Elaboración:

1. Corta la cebolla en juliana y el puerro finamente. Trocea las hojas de acelga y desmenuza (o corta) las migas de bacalao, que antes habrás desalado.

2. Pon el AOVE en una sartén grande a fuego medio alto. Cuando esté caliente añade la cebolla, el puerro, el pimentón y una pizca de sal. Cocina removiendo con frecuencia hasta que se ablanden. Incorpora el bacalao y sofríe 2 minutos más.

3. Agrega las hojas de acelga en tandas, conforme vayan ablandándose y mezclando con el resto de los ingredientes. Después incorpora las pasas y deja que se cocine removiendo hasta evaporar el líquido que desprende el bacalao. Retira del fuego.

4. Precalienta el horno a 190 °C con ventilador. Si la sartén no es apta para el horno, engrasa una fuente que lo sea o ponle papel de hornear.

5. En un bol bate los huevos junto con la nata, sal y pimienta.

6. Distribuye el bacalao sobre la superficie de la sartén o de la fuente. Cúbrelo con los huevos batidos y remueve un poco para que se mezcle.

7. Hornea durante 10 minutos o hasta que la frittata esté cocida por completo. Saca del horno y déjala reposar al menos 5 minutos antes de servir.

8. Puedes acompañar con una rodaja de pan de trigo sarraceno (p. 182) o con una ensalada de tomate.

Variantes:

- Sustituye las hojas de acelga por kale y el bacalao por salmón.

- Reemplaza el bacalao por garbanzos cocidos o por patatas.

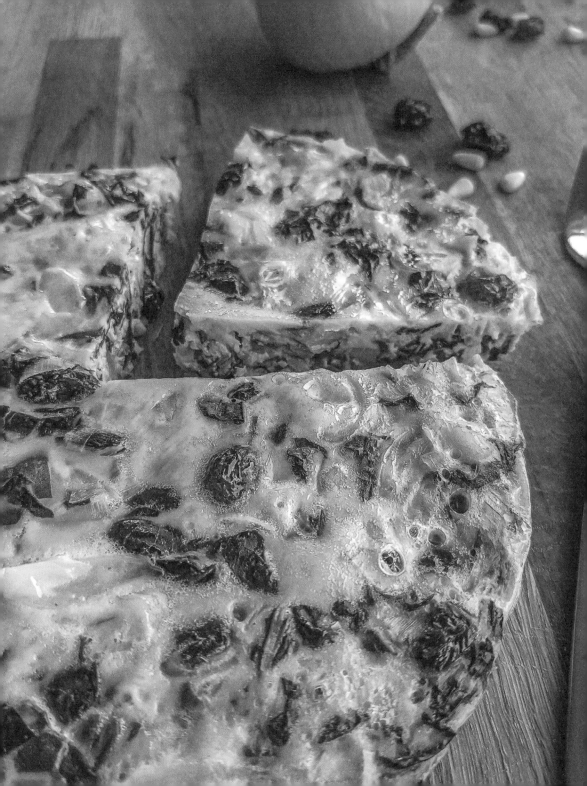

9. Minifrittatas de calabacín y jamón

 Porciones: 3-6

 Tiempo: 15 minutos + 10 de horno

 Comida: (P) (K) (SG)

Ingredientes:

100 g de calabacín
30 g de cebolla
30 g de pimiento rojo
50 g de hojas de espinacas baby
5 g de cebollino
4-5 huevos
15 ml de nata líquida o 10 g de mantequilla (opcional)
<1 g de ajo molido (o 1 diente pequeño machacado)
Sal y pimienta al gusto
6-8 lonchas largas de jamón ibérico
15 ml de AOVE

Equipo y utensilios:

Tabla de cortar
Cuchillo de chef
Boles
Sartén antiadherente mediana
Bandeja o molde para magdalenas
Mandolina (opcional)

Tips:

Estas minifrittatas son una merienda o desayuno perfecto para llevar, son ricas frías o calientes. Prepara más cantidad con anticipación, aguantan perfectamente en la nevera 5 días o congeladas hasta 1 mes.

Elaboración:

1. Corta el calabacín en rodajas o medias lunas muy finas (mejor si usas una mandolina). Corta finamente la cebolla, el pimentón rojo y el cebollino.

2. Precalienta el horno a 180 °C con ventilador y engrasa el molde de las magdalenas con un poco de AOVE. Mientras, monta las cestitas de jamón: coloca una o dos lonchas de jamón cubriendo las paredes y el fondo de cada espacio del molde para magdalenas.

3. Casca los huevos en un bol y añade la nata, el ajo y un poco de sal y pimienta al gusto. Bátelos con un tenedor hasta lograr una mezcla homogénea.

4. Pon una sartén a calentar a fuego medio con AOVE. Saltea la cebolla y el pimiento durante 30 segundos. Luego añade la espinaca, agrega una pizca de sal y deja que se cocine hasta que se ablande. Retira del fuego y espera a que los vegetales se enfríen un poco antes de mezclarlos con los huevos.

5. Pon entre 3 y 4 rodajas de calabacín en las cestitas de jamón, luego vierte la mezcla de huevos y vegetales, esparce el cebollino por encima y hornea hasta que el huevo se cuaje y los bordes del jamón comiencen a dorarse (entre 10 y 12 minutos).

6. Saca del horno y desmolda. Sírvelos con una ensalada verde.

Variantes:

- Sustituye el jamón ibérico por lonchas de cecina o de salmón ahumado.

- Añade los vegetales que prefieras e incluso agrega un taquito de queso en el centro o por encima para gratinarlos.

- **Variante vegana**: Sustituye los huevos por una mezcla de harina de garbanzos, agua o leche de coco y cúrcuma, y hacer las cestitas con tiras de calabacín.

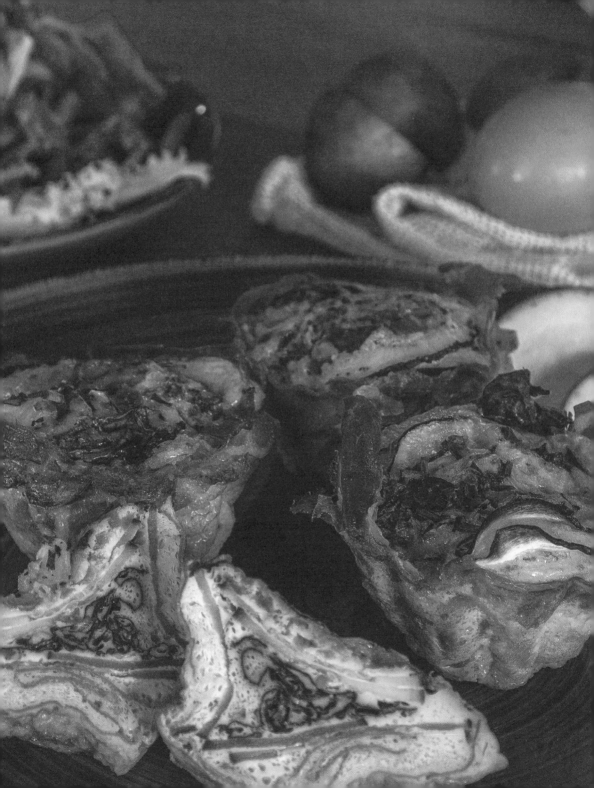

10. Caponata siciliana clásica

 Porciones: 3-4

 Tiempo: 1 hora

 Comida: (P) (V) (Ve) (SG)

Ingredientes:

800 g de berenjena
200 g de apio
300 g de cebolla roja
2 dientes de ajo
600 g de tomate troceado en conserva (o cherry)
30 g de pasta de tomate concentrada
60 g de aceitunas sin hueso
20 g de alcaparras desaladas
25 ml de sirope de dátil
5 ml de vinagre
30 ml de AOVE
Sal y pimienta al gusto
Piñones tostados o albahaca fresca para servir

Equipo y utensilios:

Tabla de cortar
Cuchillo de chef
Colador
Pelador de verduras
Paño de cocina
Olla mediana
Sartén grande antiadherente

Tips:

Es mejor preparar la caponata al menos un día antes de consumir, ya que los sabores se integran mejor con el reposo.

Cuida la materia prima: las verduras de temporada y un buen AOVE supondrán una gran diferencia en esta receta.

Elaboración:

1. Lava las berenjenas, retira el tallo y córtalas en cubos o trozos de entre 2 y 3 cm.

2. Pon las berenjenas en un colador y añádeles sal por todos lados. Déjalas reposar entre 30 y 40 minutos. Luego enjuágalas con agua fría corriente, escúrrelas y sécalas con un paño de cocina limpio.

3. Mientras las berenjenas reposan corta las ramas de apio y la cebolla en trozos de 1 cm. Corta las aceitunas en aritos y enjuaga las alcaparras. Reserva.

4. Pon una sartén grande a fuego medio alto y añade la mitad del AOVE. Cuando esté caliente incorpora las berenjenas y saltéalas removiendo de vez en cuando durante 5-7 minutos. Luego pásalas a un plato y reserva.

5. En la misma sartén añade el AOVE restante y sofríe el apio y la cebolla durante 2 minutos removiendo sin parar. Agrega los dientes de ajo machacados y deja que se cocine durante 1 minuto más sin dejar de remover.

6. Incorpora el tomate troceado, la pasta de tomate concentrada, el vinagre, el sirope de dátil, la sal y la pimienta. Remueve todo y deja que se cocine a fuego medio durante 5 minutos.

7. Echa de nuevo las berenjenas a la sartén y añade las aceitunas y las alcaparras. Remueve todo y deja que se cocine durante 5 minutos más a fuego medio. Tapa la sartén, aparta del fuego y deja que repose 10 minutos antes de servir (mejor si la dejas de un día para otro).

8. Sirve con los piñones o la albahaca fresca cortada por encima.

Variantes:

- Añade otras verduras al sofrito, como calabacín o pimiento. Otras versiones incluyen piñones salteados, pasas y hasta una anchoa picada.

- Sustituye el sirope de dátil y el vinagre por un poco de vino tinto dulce.

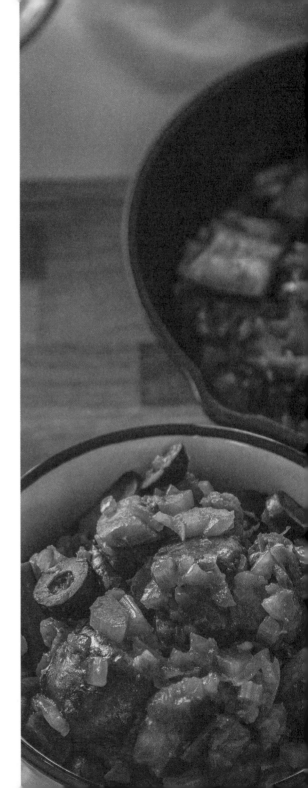

11. Wok de setas

 Porciones: 4

 Tiempo: 20 minutos

 Comida: (V) (Ve) (SG)

Ingredientes:

400 g de setas variadas (ostras, champiñones, shiitake, portobello, cremini, enoki, etc.)

150 g de cebolla

50 g de apio

2-3 dientes de ajo

10 g de jengibre fresco (<1 g molido)

20 ml de salsa de soja (sin gluten)

10 ml de agua fría

3-5 g de almidón de maíz (opcional)

15 ml de AOVE

Sal y pimienta al gusto

10 g de cebollino

Semillas de sésamo para servir (opcional)

Equipo y utensilios:

Tabla de cortar

Cuchillo de chef

Wok o sartén grande

Bol pequeño

Tips:

Puedes lavar las setas y champiñones con agua fría corriente, pero sécalos bien y de inmediato con un paño seco.

Elaboración:

1. Corta en láminas gruesas las setas grandes y deja enteras las más pequeñas.

2. Corta la cebolla en juliana y el tallo del apio en rodajas. Corta finamente el ajo, el jengibre y el cebollino. Aparta este último para servir.

3. Mezcla en un bol la salsa de soja y el agua, y disuelve allí el almidón de maíz (si lo usas). Reserva.

4. Pon una sartén grande y profunda (o wok) a fuego medio alto. Añade el AOVE, distribúyelo sobre la superficie y espera a que se caliente.

5. Incorpora la cebolla y deja que se cocine removiendo durante 2 o 3 minutos. Luego agrega el ajo, el jengibre y el apio, y deja que se cocine del mismo modo durante 30 segundos más.

6. Añade todas las setas menos las de tipo ostra y deja que se cocinen removiendo durante 2 o 3 minutos. Luego agrega las setas ostra y el bol con la mezcla de salsa de soja, y remueve con cuidado hasta impregnar todas las verduras del wok.

7. Continúa salteando los vegetales hasta que las setas se oscurezcan y todo el líquido que tengan se haya evaporado (entre 5 y 8 minutos).

8. Sirve y esparce por encima el cebollino y las semillas de sésamo.

Variantes:

- Añade otros vegetales, como brócoli o bimis, o algunas proteínas, como taquitos de pechuga de pollo o gambas.

- Para un toque gourmet, antes de servir, mezcla con 50 g de arroz salvaje cocido.

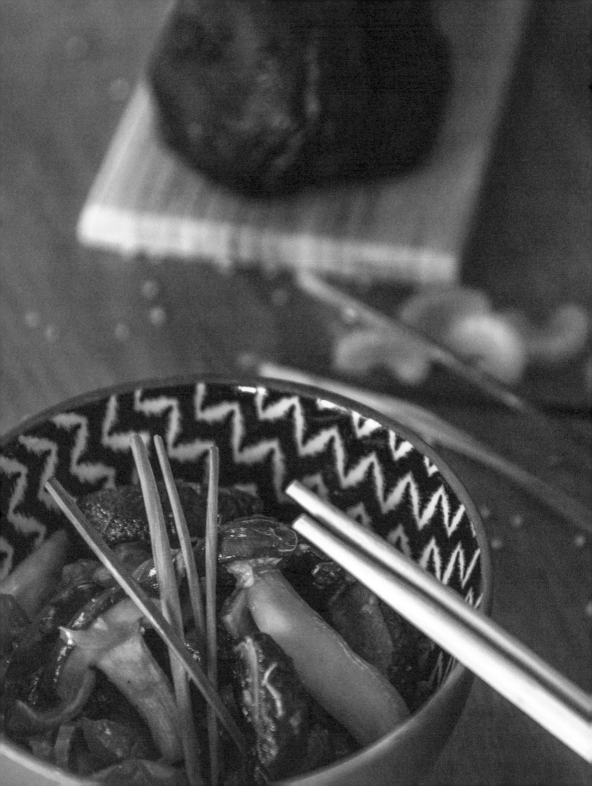

12. Steaks de vegetales asados (2 sabores)

 Porciones: 2-4

 Tiempo: 10 minutos + 30 de horno

 Comida: (K) (V) (SG)

Ingredientes:

600 g de repollo (½ unidad entera)

Aderezo balsámico
25 ml de AOVE
15 ml de vinagre balsámico
10 g de miel
1 ramita de tomillo fresco o seco
<1 g de sal y pimienta al gusto

Aderezo de parmesano
25 ml de 20 g de mantequilla suavizada
1 g de ajo molido (o 2 dientes de ajo machacados)
10-20 g de queso parmesano molido
<1 g de sal y pimienta al gusto

Equipo y utensilios:

Tabla de cortar
Cuchillo de chef
Boles pequeños
Bandeja de horno
Brocha de cocina

Elaboración:

1. Precalienta el horno a 180 °C con ventilador. Si no utilizas una bandeja antiadherente, cubre el fondo con papel de hornear.

2. Desecha las hojas externas del repollo y córtalo entero en rodajas de entre 1 y 2 cm de ancho (steaks).

3. Prepara el aderezo que prefieras mezclando bien todos los ingredientes en un bol.

4. Dispón las rodajas de repollo sobre la bandeja separadas entre sí. Con una brocha de cocina y el aderezo seleccionado, unta por ambos lados cada steak.

5. Mete en el horno y deja que se cocine durante 25 o 30 minutos, o hasta que el repollo esté blando y los bordes dorados.

6. Sirve de inmediato.

Variantes:

- Sustituye el repollo por col lombarda o por una coliflor entera.

- Combina con cebolla o beicon en la misma bandeja.

Tips:

Es mejor comer los steaks de inmediato, ya que pierden textura si se guardan de un día para otro.

Es una guarnición económica, fácil y original para cualquier proteína preparada a la plancha o para unas costillas de cerdo con BBQ (p. 114) o cordero asado (p. 116).

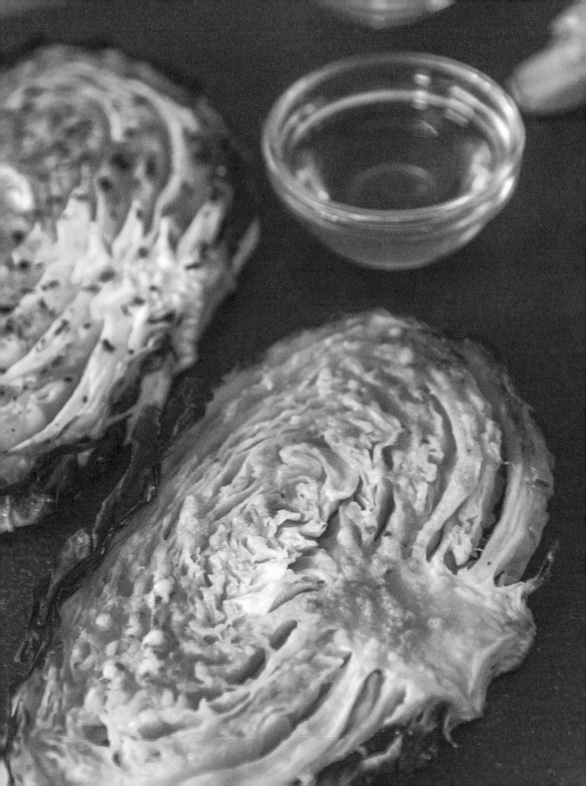

13. Tots de brócoli

 Porciones: 3-4

 Tiempo: 20 minutos + 20 de horno

 Comida: (K) (V) (SG)

Ingredientes:

150 g de flores de brócoli
30 g de cebolla
1-2 dientes de ajo
3 g de hojas de perejil
50 g de queso cheddar madurado (o quinoa cocida)
1 huevo
25 g de harina de almendras
Sal y pimienta al gusto
10 ml de AOVE

Kétchup saludable

15 ml de sirope de dátil
15 g de tomate concentrado en conserva
15 ml de agua

Salsa tahini

15 g de tahini
30 ml de agua tibia para diluir
0,5 g de sal
5 ml de zumo de limón

Equipo y utensilios:

Tabla de cortar
Cuchillo de chef
Rallador
Bol apto para microondas
Bandeja de horno
Procesador de alimentos
Bol grande y bol pequeño

Elaboración:

1. Precalienta el horno a 200 °C con ventilador. En caso de que no utilices una bandeja antiadherente, cubre el fondo con papel de hornear.

2. Ralla el queso cheddar por el lado fino del rallador.

3. Dispón las flores de brócoli en un recipiente apto para microondas y cocina de 3 a 5 minutos a máxima potencia. Saca y espera que se enfríen un poco.

4. Pon el brócoli, la cebolla, el ajo, el huevo y la harina de almendras en un procesador de alimentos. Procesa todo mediante pulsaciones hasta lograr una especie de masa con grumos gruesos (cortar, no batir).

5. Pasa la mezcla a un bol y añade el queso cheddar, la sal y la pimienta. Remueve con una espátula hasta que todo esté integrado para obtener una especie de masa.

6. Úntate las manos con unas gotas de aceite y haz cilindros pequeños tipo croquetas de tamaño uniforme (tots). Cuanto más pequeños, más crujientes quedarán.

7. Colócalos en la bandeja de horno. Añade el AOVE a un bol pequeño y, con una brocha de cocina, unta cada tot por todos lados.

8. Hornea durante 20 minutos. Después de los primeros 10 minutos saca del horno y dale la vuelta a cada tot. Introduce de nuevo la bandeja en el horno y deja que se cocine otros 10 minutos más.

9. Mezcla los ingredientes de la salsa que más te guste en un bol. Sirve los tots tibios y acompaña con la salsa.

Variantes:

- Prueba a prepararlos con coliflor.

- Reemplaza la salsa por una de yogur y menta o una de tomate arrabiata (p. 56).

- **Variante vegana**: Sustituye el huevo por 1 cucharadita de linaza molida y dos cucharaditas de agua, remueve bien y deja
que repose entre 5 y 10 minutos antes de añadirlo a la receta.
Sustituye el queso por quinoa o garbanzos cocidos.

Tips:

Cocina el brócoli apenas unos minutos en el microondas, mejor si queda medio crudo. Tritúralo hasta que quede del tamaño del arroz; si no, los tots estarán muy húmedos y no quedarán crocantes.

Es una forma sencilla y rica de incorporar más verdura a la alimentación de los niños. Se pueden preparar por adelantado y guardar crudos en la nevera hasta 3 días. Hornea en el momento de consumir.

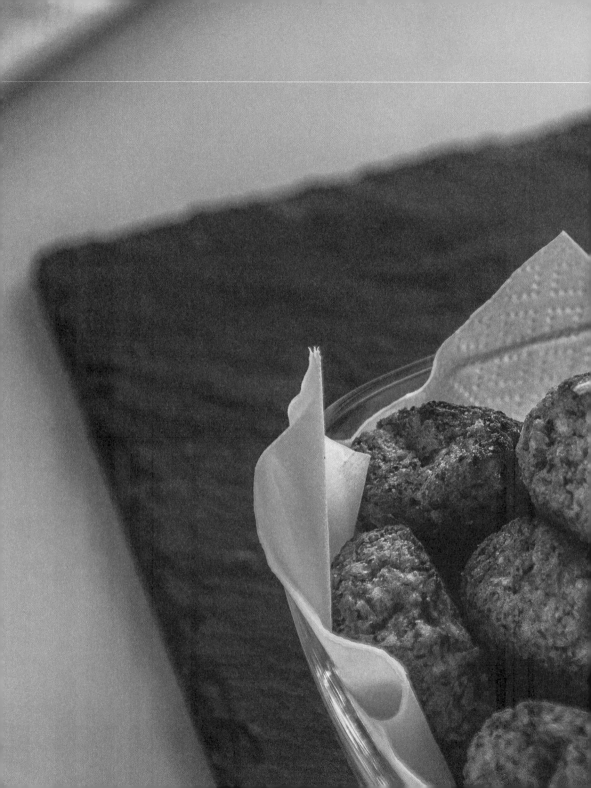

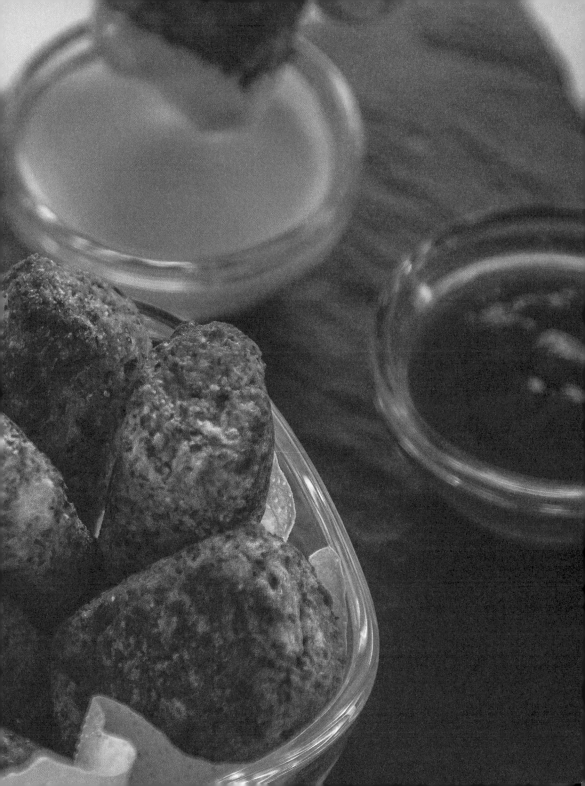

14. Bandeja de raíces y bulbos caramelizados

 Porciones: 2-4

 Tiempo: 1 hora (casi sin atención)

 Comida: (P) (V) (Ve) (SG)

Ingredientes:

300 g de zanahorias (3 medianas)
250 g de remolachas (crudas)
250 g de cebolla roja
15 ml de AOVE
Ramita de romero o tomillo fresco o seco
Sal al gusto

Equipo y utensilios:

Tabla de cortar
Cuchillo de chef
Pelador de verduras
Bol
Bandeja de horno
Espátula o pinza de cocina

Tips:

El éxito de esta receta está en cortar las raíces y bulbos de tamaño similar para que la cocción sea uniforme. Recuerda también que cuanto más pequeños cortes los trozos, menos tiempo de horno necesitarán.

En vez de rociarlos con AOVE, puedes usar una brocha de cocina para cubrirlos de manera uniforme.

Puedes recalentar las sobras en el microondas o en el horno durante unos minutos.

Elaboración:

1. Precalienta el horno a 190 °C con ventilador. En caso de que no utilices una bandeja antiadherente, cubre el fondo con papel de hornear.

2. Pela las zanahorias y las remolachas, y córtalas en trozos de tamaño similar. Corta la cebolla roja en juliana gruesa, intentando que tenga el mismo grosor que el resto de los ingredientes y que sus capas se mantengan unidas.

3. Pon los ingredientes en un bol, esparce un poco de sal y rocíalos con AOVE. Remuévelos con cuidado hasta que estén cubiertos por una ligera capa de aceite. Luego distribúyelos en la bandeja de horno con cierta separación.

4. Hornea durante 20 minutos o hasta que los vegetales comiencen a dorarse. Con cuidado de no quemarte y con la ayuda de una espátula o unas pinzas de cocina, dales la vuelta y esparce el romero o el tomillo. Si ves que están secos, rocía o unta con una brocha un poco más de AOVE.

5. Hornea durante 20 minutos más hasta que se doren y las raíces estén blandas al pincharlas.

6. Sirve en una fuente como guarnición. Es perfecta para acompañar carnes de cerdo y ave.

Variantes:

- Sustituye los ingredientes o añade cualquier raíz tuberosa o bulbos de tu preferencia. Por ejemplo: chirivías, nabos, boniatos, rábanos, ajos, puerros, hinojo, entre otros.

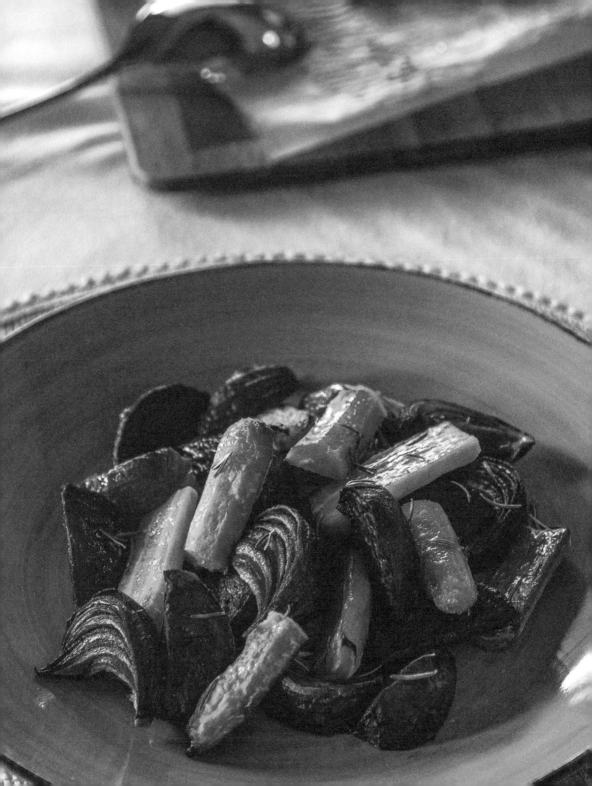

15. Carpacho de remolacha, puerro y queso feta

 Porciones: 4

 Tiempo: 1 hora

 Comida: (V) (SG)

Ingredientes:

300 g de remolachas
(3 unidades pequeñas)
100 g de puerro
10 g de mantequilla
30 g de nueces
50 g de queso feta
Sal al gusto

Aderezo

15 ml de AOVE suave
15 ml de vinagre balsámico
15 g de miel

Equipo y utensilios:

Tabla de cortar
Cuchillo de chef
Bandeja de horno
Papel de hornear
Papel de aluminio
Mandolina (opcional)
Bote de cristal con tapa

Tips:

Puedes asar las remolachas antes
y guardarlas en la nevera hasta el
momento de preparar el carpacho.

Elaboración:

1. Precalienta el horno a 200 °C.

2. Limpia bien las remolachas bajo el agua corriente y córtales el tallo sobrante. Envuelve cada una en papel de aluminio (con piel) y ásalas en el horno entre 40 y 60 minutos o hasta que estén blandas. Retira el papel de aluminio y espera que se enfríen para que puedas manipularlas y retirar la piel. Si compras las remolachas cocidas, sáltate estos dos pasos.

3. Corta el puerro en rodajas finas, corta las nueces en trozos y desmenuza el queso feta con un tenedor.

4. Pon una sartén a fuego medio y añade la mantequilla. Cuando se derrita y comience a espumarse, agrega el puerro y una pizca de sal. Saltéalo durante 2 minutos, luego incorpora las nueces y deja que se cocine 1 minuto más.

5. Corta la remolacha en rodajas lo más finas posible, mejor si usas una mandolina para que queden del mismo grosor.

6. Extiende las láminas de remolacha sobre un plato y esparce por encima el puerro y las nueces.

7. Mezcla los ingredientes del aderezo en un bote de vidrio con tapa. Bate vigorosamente hasta emulsionar.

8. Justo antes de servir esparce el aderezo por encima del carpacho. Acompaña con pan de trigo sarraceno tostado (p. 182).

Variantes:

- Sustituye las remolachas por calabacines o por champiñones portobello (estos puedes cocinarlos en la plancha o marinarlos antes con el aderezo).

- Puedes hacerlo con las remolachas crudas, aunque tendrá un sabor más terroso. Una vez peladas y cortadas, marínalas en el aderezo durante unos minutos antes de servir. Cambia el puerro por rúcula o berros crudos.

- **Variante vegana**: Sustituye el queso por aceitunas o alcaparras y la miel por el edulcorante que prefieras.

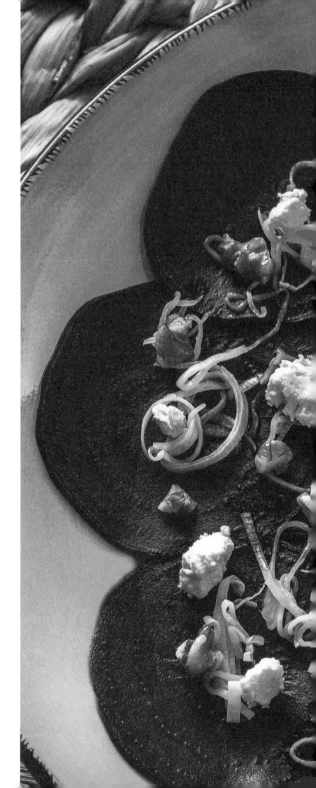

16. Dip de berenjenas asadas

 Porciones: 6

 Tiempo: 10 minutos
+ 30 minutos de horno

 Comida: (P) (V) (SG)

Ingredientes:

400-500 g de berenjenas (2 medianas)
½ limón (zumo)
1 diente de ajo
10 ml de AOVE
10 g de tahini (opcional)
Sal al gusto
20 g de yogur griego (opcional para más cremosidad)
Hojitas de perejil para servir

Equipo y utensilios:

Tabla de cortar
Cuchillo de chef
Bandeja para horno
Colador
Batidora americana

Tips:

Al cocinar el ajo se reduce el sabor pungente que tiene cuando está crudo, y se digiere mejor.

Si te gusta sentir los trocitos de berenjena en el dip, mezcla los ingredientes con una espátula.

Elaboración:

1. Precalienta el horno a 200 °C con calor arriba y abajo (o función grill con ventilador). En caso de que no utilices una bandeja antiadherente, cubre el fondo con papel de hornear.

2. Lava y seca bien las berenjenas (no les quites la piel) y córtalas por la mitad a lo largo. Colócalas sobre la bandeja de horno con la carne hacia abajo y hornea durante 30 minutos o hasta que la piel esté ligeramente tostada y la carne tierna. Saca del horno y deja que se enfríe un poco.

3. Pon un colador de malla fina sobre un bol y con la ayuda de una cuchara desprende la carne de la piel de la berenjena. Pasa la carne al colador y, sin mover, déjala durante unos minutos para que escurra la mayor cantidad de agua posible. Desecha la piel.

4. Cocina el diente de ajo en el microondas durante 30 segundos y quítale la piel.

5. Pon en una batidora o procesador de alimentos la carne de la berenjena con el resto de los ingredientes, menos el yogur griego. Bate hasta que tenga una consistencia cremosa. Por último, agrega el yogur griego, ajusta la sal y bate un poco más hasta que se integre.

6. Pasa a una fuente o envase de cristal y sirve con un chorrito de AOVE y las hojitas de perejil. Acompaña de pan de trigo sarraceno (p. 182), con fo-queijo (p. 198) o con tots de brócoli (p. 44).

Variantes:

• Cambia el tahini por crema de anacardos o de almendras, o por unas gotas de aceite de sésamo.

• Prueba a sustituir las berenjenas por pimientos rojos asados (escúrrelos más tiempo que las berenjenas) o por alcachofas cocidas.

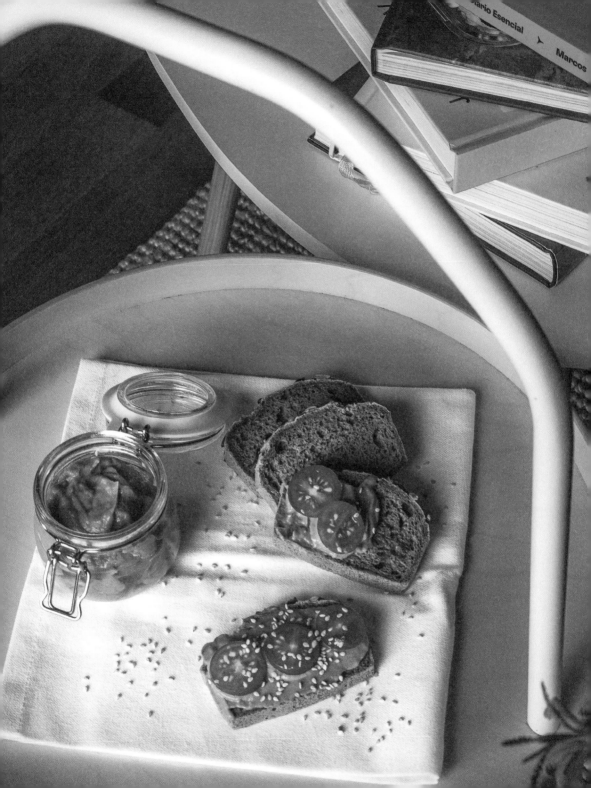

17. Mermelada de tomates y pimientos

 Porciones: 6-10

 Tiempo: 50 minutos

 Comida: (P) (V) (Ve) (SG)

Ingredientes:

400 g de tomates maduros naturales o enteros en conserva

100 g de pimiento rojo

200 ml de agua

10 ml de vinagre de manzana

10 g de edulcorante*

1 g de kuzu o agar agar (solamente si no usas miel)

Pimentón picante molido o en hojuelas (opcional)

100 g de queso rulo de cabra o camembert (opcional)

Nueces picadas (opcional)

Equipo y utensilios:

Tabla de cortar

Cuchillo de chef

Olla pequeña con tapa

Colador

Batidora americana

Bote de cristal con tapa

Tips:

Añade un trozo de una fruta dulce y bien madura (melocotón) y omite el edulcorante.

La mermelada aguanta 1 mes en la nevera, pero si la envasas al vacío durará dos meses más.

* De 5 a 10 g de mezcla de estevia y eritritol, o 35 ml de sirope de dátil o de miel. Si pones miel, no uses agar agar.

Elaboración:

1. Corta el pimiento rojo y los tomates en trocitos muy pequeños.

2. Pon a calentar a fuego medio una olla pequeña con el agua y diluye en ella el edulcorante. Cuando rompa a hervir, añade el tomate, el pimiento rojo y el vinagre de manzana. Remueve bien, baja la temperatura y tapa la olla. Cocina a fuego bajo durante 35-40 minutos removiendo de vez en cuando. El pimiento debe estar muy blando y el tomate casi deshecho. Añade el pimentón molido si te gusta el picante.

3. Si la mermelada está muy líquida y has usado miel como edulcorante, deja que se cocine un poco más hasta reducir el líquido y tener una textura tipo almíbar. Si empleaste otro edulcorante, disuelve el kuzu en 30 ml de agua fría y añádelo a la olla sin dejar de remover. Remueve durante 3 minutos, hasta que la mermelada haya espesado y tenga un color brillante.

4. Retira del fuego, rellena el bote con la mermelada caliente y ciérralo bien. Cuando esté a temperatura ambiente refrigera en la nevera.

5. Dispón la mermelada sobre medallones de queso de cabra y añade unas nueces picadas. Esta mermelada va muy bien con las galletas de queso (p. 204) o con el pollo Satay (p. 126).

Variantes:

- Prueba a preparar la mermelada solo de pimientos rojos o con cualquier fruta de temporada.

- Si te gusta la mermelada sin trozos, bátela antes de reducir el líquido o añadir el kuzu.

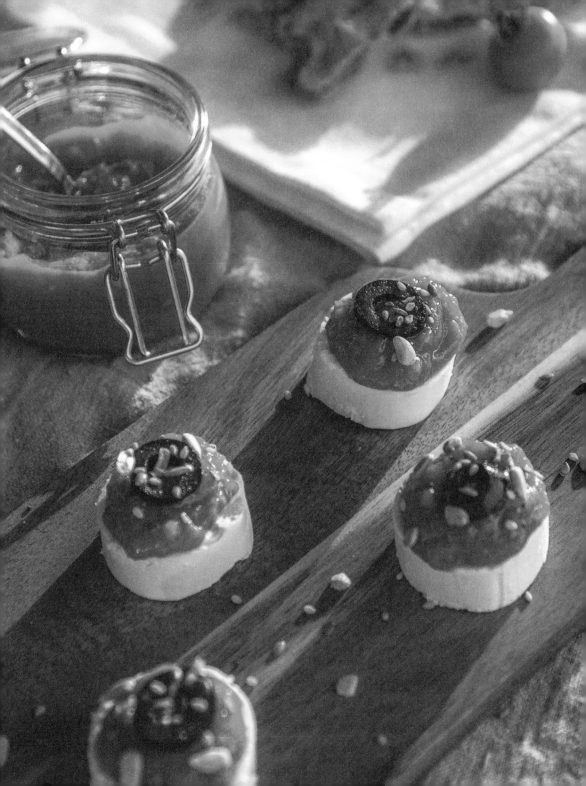

18. Salsa de tomate arrabiata

 Porciones: 2-3

 Tiempo: 20 minutos

 Comida: (P) (V) (Ve) (SG)

Ingredientes:

400 g de tomate triturado en conserva
30 g de cebolla roja
1 diente de ajo
20 ml de AOVE
30 g de pasta de tomate concentrada
1 g de pimentón picante molido o en hojuelas o 1 guindilla
<1 g de orégano seco
10 g de albahaca fresca
Sal y pimienta al gusto

Equipo y utensilios:

Tabla de cortar
Cuchillo de chef
Olla pequeña

Tips:

Esta salsa es muy fácil de preparar y por su versatilidad es un básico para tener en la nevera. Además, puedes prepararla en grandes cantidades y congelarla hasta el momento de uso.

Elaboración:

1. Pela y corta la cebolla finamente. Corta las hojas de albahaca.

2. Pon una olla pequeña a fuego medio con el AOVE. Cuando esté caliente añade la cebolla, el ajo, el pimentón y una pizca de sal. Sofríe todo durante 1 minuto.

3. Añade la pasta de tomate concentrada, el orégano y la mitad de la albahaca, y deja que se cocine durante 30 segundos más. Luego incorpora el tomate triturado y cocina removiendo de vez en cuando, hasta que comience a espesar. Prueba la salsa y ajusta el nivel de sal y de picante al gusto.

4. Sirve con el resto de la albahaca y la pimienta recién molida. Puedes usar esta salsa para pastas (de legumbres o de trigo sarraceno), para acompañar verduras o para hacer una pizza con base de fo-queijo (p. 198).

Variantes:

* Transforma esta salsa en una salsa putanesca añadiendo una anchoa, 40 g de alcaparras y 60 g de aceitunas negras cortadas.

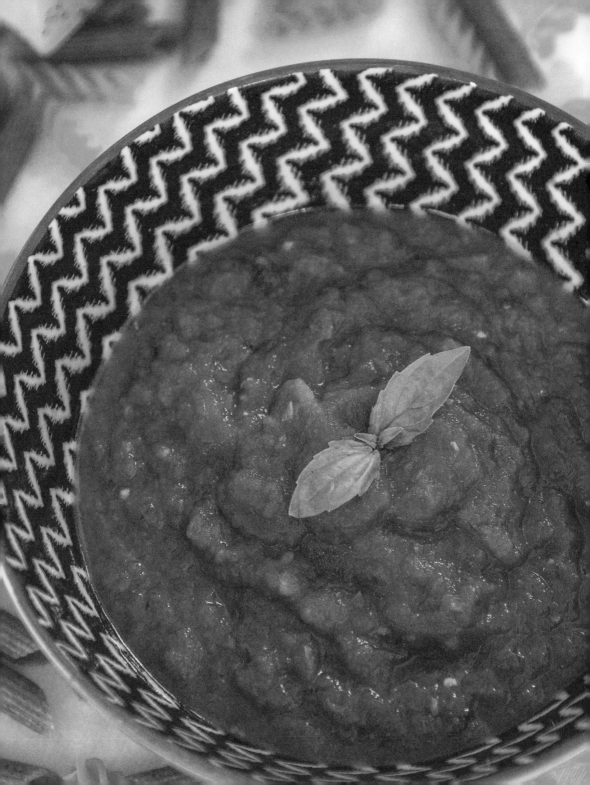

19. Plátano macho maduro glaseado con especias

 Porciones: 2-3

 Tiempo: 20 minutos

 Comida: (V) (SG)

Ingredientes:

250 g de plátano macho maduro (1 unidad mediana)

10 g de mantequilla

10 g de panela o azúcar de coco o miel

60 ml de agua

<1 g de canela molida

1-2 clavos de olor

60 g de queso fresco para servir (opcional)

Equipo y utensilios:

Tabla de cortar

Cuchillo

Rallador

Sartén antiadherente

Tips:

Haz esta receta con un plátano que esté maduro pero firme (amarillo con manchitas negras). No uses los que están muy blandos porque quedarán sin forma. No la intentes con un plátano macho verde.

Lo puedes guardar en la nevera durante 5 días y calentar en el microondas.

Elaboración:

1. Pela y corta el plátano macho en rodajas anchas, de 2-3 cm. Ralla la panela si viene en bloque.

2. Pon una sartén antiadherente a fuego medio con la mantequilla, la panela y la canela molida. Cuando la panela esté disuelta por completo añade los plátanos intentando que todos se impregnen de la mantequilla. Sofríe unos minutos por todas partes hasta que estén dorados (más o menos 1 o 2 minutos por cada lado).

3. Añade el agua y los clavos de olor, y desglasa el fondo de la sartén con una espátula. Espera a que parte del agua se evapore para tener una especie de almíbar. Apaga el fuego, tapa la sartén y deja que repose unos minutos.

4. Sirve los plátanos tibios con el queso fresco o como guarnición de otros platos, por ejemplo el redondo de añojo (p. 244). También puedes refrigerarlos durante una hora y servirlos como postre.

Variantes:

• Usa bananas o plátanos normales, pero reduce la cantidad de panela.

• **Variante vegana**: Sustituye la mantequilla por AOVE.

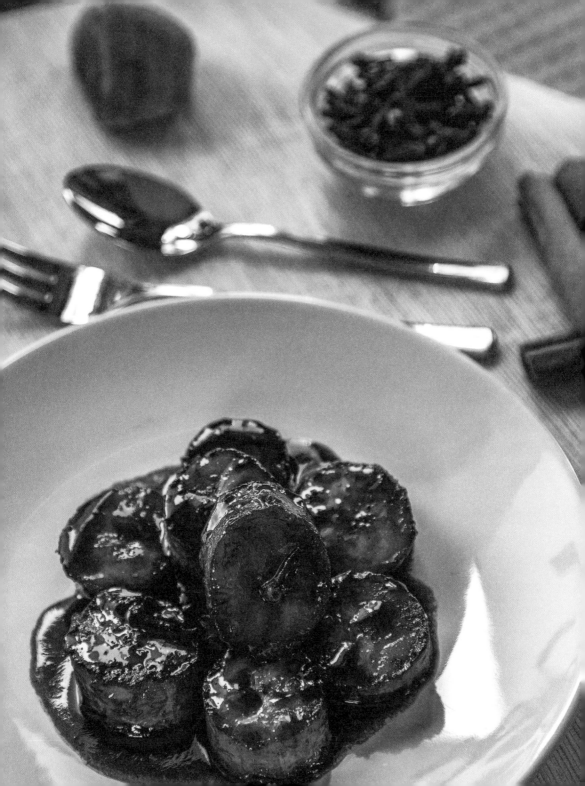

20. Brochetas de plátano macho maduro y queso

 Porciones: 2

 Tiempo: 20 minutos

 Comida: (V) (SG)

Ingredientes:

250 g de plátano macho maduro (1 unidad mediana)

10 g de mantequilla o AOVE

60 g de queso fresco (que no se funda) (opcional)

500-800 ml de agua

Equipo y utensilios:

Tabla de cortar

Cuchillo

Olla mediana

Palitos de madera para brochetas

Brocha de cocina

Fuente de horno

Tips:

Haz esta receta con un plátano que esté maduro pero firme (amarillo con manchitas negras). No uses los que están muy blandos porque quedarán sin forma. No lo intentes con un plátano macho verde.

Para ahorrar tiempo hierve el plátano por adelantado, consérvalo en la nevera y monta las brochetas en el momento de consumir.

Elaboración:

1. Pon a hervir el agua en una olla mediana. Corta el plátano maduro con piel por la mitad, introdúcelo en la olla y deja que se cocine durante 10 minutos.

2. Saca los trozos de plátano y escúrrelos bien. Cuando se enfríen quítales la piel y córtalos en rodajas de 2 cm aproximadamente.

3. Corta el queso en trozos de tamaño similar al diámetro de los plátanos.

4. Monta las brochetas alternando trozos de plátano y queso. Si los palitos son de madera, remójalos unos minutos primero para que no se quemen en el horno.

5. Una vez que tengas montadas las brochetas, derrite la mantequilla en un bol en el microondas durante 20 segundos. Luego úntalas con la mantequilla usando una brocha de cocina.

6. Cubre el fondo de una fuente de horno con papel de hornear. Dispón encima las brochetas.

7. Enciende el horno a 200 °C con ventilador. Mete las brochetas en el horno y deja que se cocinen durante 5 minutos por cada lado, hasta que se doren. También puedes hacerlo en una plancha caliente con mantequilla.

8. Sirve los plátanos tibios como un entrante o como guarnición de otros platos, por ejemplo, los tacos de carne mechada (p. 246).

Variantes:

- Si no tienes palillos, hierve los plátanos y machácalos junto con el queso rallado para hacer tortitas al horno.

- **Variante vegana:** Pela el plátano, úntalo con un poco de AOVE y mete en el horno hasta que esté blando (dale la vuelta de vez en de vez en cuando para que se dore toda la superficie).

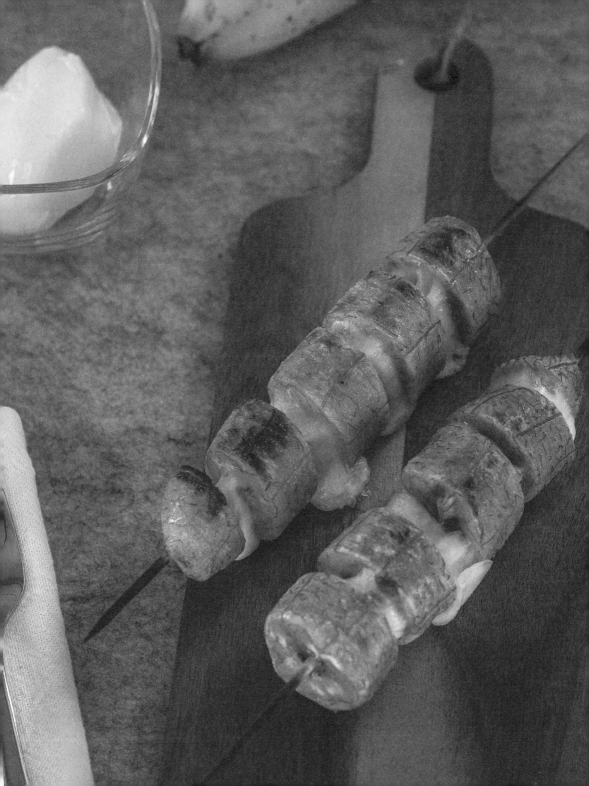

21. Tostones (patacones) horneados con kétchup saludable

 Porciones: 2

 Tiempo: 20 minutos
+ 20 minutos de horno

 Comida: (P) (V) (Ve) (SG)

Ingredientes:

250 g de plátano macho (1 unidad)
1 l de agua
10 ml de AOVE
Sal al gusto

Kétchup saludable

15 ml de sirope de dátil
15 g de tomate concentrado en conserva
15 ml de agua

Equipo y utensilios:

2 tablas de cortar
Cuchillo
Olla grande
Papel film o bolsa de plástico limpia
Bandeja o rejilla de horno
Bol pequeño

Tips:

Hornea únicamente los plátanos que vayas a consumir; el resto consérvalos en la nevera cocidos y aplastados en un recipiente hermético hasta una semana.

Elaboración:

1. Pela y corta el plátano macho en rodajas de 3 cm de ancho.

2. Pon a fuego fuerte una olla con 1 litro de agua o con el agua suficiente para cubrir el plátano. Cuando rompa a hervir, añade las rodajas de plátano macho y deja que se cocinen hasta que al pincharlas estén blandas pero firmes, entre 10 y 15 minutos.

3. Saca las rodajas del agua con una espumadera. Escúrrelas y espera a que se enfríen, hasta que puedas manipularlas con las manos sin quemarte.

4. Precalienta el horno a 180 °C con ventilador. Cubre el fondo de una bandeja de horno con papel de hornear o engrasa una rejilla.

5. Corta dos trozos de papel film de 30 cm cada uno (también puedes usar una bolsa de plástico). Pon un trozo sobre una tabla de cortar y frótalo por encima con una servilleta engrasada con AOVE. Coloca la rodaja de plátano en el centro del papel y cubre con el otro papel film. Pon otra tabla encima, o la base de una sartén, y presiona con cuidado para aplastar el plátano macho hasta que tenga entre 1,5 y 1 cm de espesor. Usa una espátula para despegar con cuidado el plátano del papel film y colócalo sobre la bandeja de horno. Repite este procedimiento con cada una de las rodajas.

6. Hornea los plátanos hasta que se doren, entre 20 y 25 minutos.

7. Prepara el kétchup mezclando todos los ingredientes en un bol.

8. Sirve los tostones con el kétchup o con un poco de sal. Son perfectos para picar con amigos, como entrante o acompañamiento de otros platos.

Variantes:

- Cambia el plátano macho por rodajas de patatas o patatas pequeñas (patatas doradas, p. 192).

- Unta con AOVE las rodajas de plátano antes de meterlas en el horno usando una brocha de cocina; esto les dará más sabor y quedarán más tostadas.

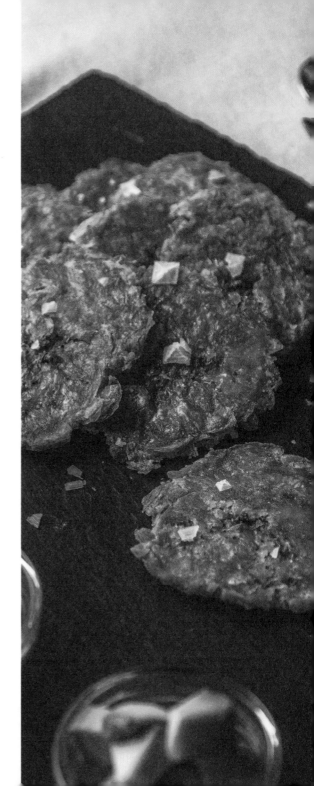

22. Pan de plátano proteico con chispas de chocolate

 Porciones: 2-4　　｜　　 Tiempo: 40 minutos　　｜　　 Comida: (V) (SG)

Ingredientes:

2 plátanos maduros

2 huevos

10 g de crema de cacahuete o aceite de coco

40 g de yogur natural griego sin azúcar

20 g de proteína de suero o vegetal neutra o de vainilla

15 g de harina de avena (o de coco)

5 ml de esencia de vainilla (opcional)

1 g de canela molida

Una pizca de sal

8 g de polvo de hornear (levadura química)

30 g de chocolate con un 85-90 % de cacao

5-10 g de edulcorante*

Equipo y utensilios:

Tabla de cortar

Cuchillo

Boles

Molde o fuente de horno (12 × 19 cm aprox.)

Batidora (americana o de vaso) o varillas

Tips:

Para un pan más esponjoso, monta las claras; luego prepara la masa solo con las yemas y mezcla con un gesto envolvente con las claras.

Puedes usar moldes de silicona para dónuts o para magdalenas, y así tendrás porciones individuales.

El pan se conserva en la nevera unos 4 días, o durante 1 mes bien envuelto en papel film y congelado.

* 5-10 g de mezcla de estevia y eritritol o 20-30 g de miel

Elaboración:

1. Precalienta el horno a 180-190 °C con calor arriba y abajo. Forra el molde con papel de hornear o engrásalo si es de silicona.

2. Corta el chocolate en trocitos pequeños.

3. Bate los ingredientes húmedos en el vaso de la batidora hasta integrarlos. Luego añade los ingredientes secos menos el chocolate, y bate hasta tener una masa espesa pero líquida.

4. Vierte la mezcla en el molde sin pasar ¾ de su altura. Agrega ¾ partes del chocolate, remueve con cuidado con la espátula para incorporarlo en el interior de la masa. Luego esparce el chocolate restante por encima.

5. Hornea durante 25 minutos. Cuando pase este tiempo, introduce un palillo de madera en el centro del pan. Si sale limpio y sin restos de mezcla, el pan está listo. Si sale húmedo, hornéalo durante 5-10 minutos más. Considera que el tiempo total depende de la profundidad del molde y de la potencia del horno.

6. Saca el pan del horno y deja que se enfríe un poco en el molde. Luego desmolda y deja que repose sobre una rejilla.

7. Puedes derretir un poco del chocolate en el microondas y añadir por encima en el momento de servir.

Variantes:

- Usa manzanas cocidas en el microondas en vez de plátanos; en ese caso, no añadas yogur porque el pan te quedará muy húmedo.

- Sustituye el chocolate por nueces, arándanos o por zanahoria rallada y especias.

- **Variante vegana**: Cambia los huevos por 6 g de linaza molida mezclada con 15 ml de agua y el yogur por cualquier versión vegana.

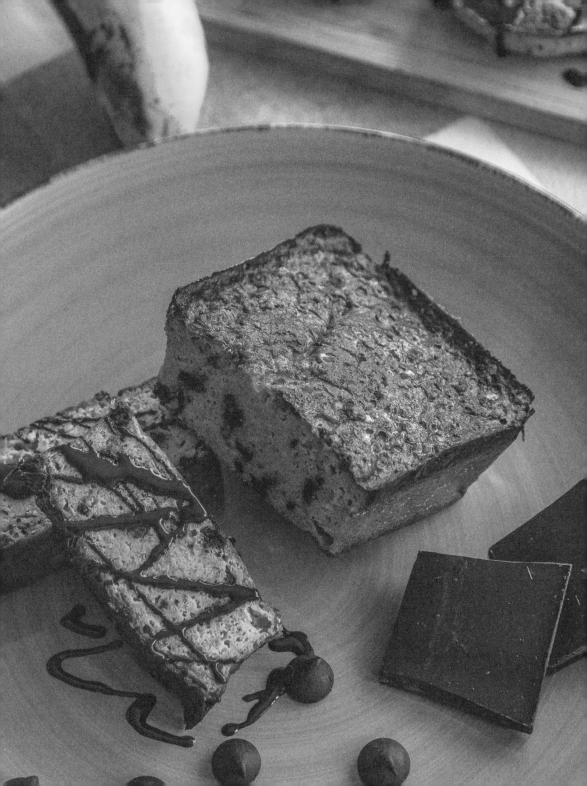

23. Clafoutis (tarta) de nectarinas, frambuesas y romero

 Porciones: 1-2

 Tiempo: 60 minutos

 Comida: (V) (SG)

Ingredientes:

150 g de nectarina amarilla (1 unidad)
60 g de frambuesas
<2 g de hojitas de romero fresco
15 g de azúcar de coco o miel (opcional)
½ limón (ralladura y zumo)
1 huevo
15 g ml de mantequilla
60 ml de nata líquida para cocinar
50 g de avellanas sin piel
10 g de edulcorante*
5 g de polvo de hornear (levadura química)
Una pizca de sal

Equipo y utensilios:

Tabla de cortar
Cuchillo
Pelador de verduras
Boles
Procesador de alimentos
Varillas o batidora de vaso
Molde pequeño para horno (12 cm)
o 2 ramequines

Tips:

No dejes la fruta con el azúcar más tiempo del indicado porque perderá mucho líquido.

Esta receta se conserva bien durante un día en un recipiente hermético. Después pierde la textura crocante de las avellanas recién salidas del horno, pero estará rico igual.

---

* 10 g de mezcla de estevia y eritritol o 20 g de azúcar de coco.

Elaboración:

1. Corta la nectarina en láminas. Colócalas en un bol junto con las frambuesas y las hojitas de romero fresco. Esparce el azúcar de coco, si usas, y unas gotas de zumo de limón; remueve para impregnar toda la fruta y deja que repose durante 30 minutos.

2. Pon las avellanas y el eritritol en el procesador de alimentos, y tritura mediante pulsaciones hasta molerlo. Pasa a un bol y añade el polvo de hornear y la pizca de sal.

3. Bate el huevo en un bol. Incorpora la mantequilla previamente derretida, la nata y la ralladura de limón.

4. Agrega los ingredientes secos a los líquidos mezclando bien con una espátula; obtendrás una textura bastante líquida. Deja que repose durante 2 minutos.

5. Precalienta el horno a 180 °C con ventilador y engrasa el molde con un poco de mantequilla.

6. Distribuye las frutas en el fondo del molde, dejando algunas para decorar, y cúbrelas con la masa sin remover.

7. Hornea durante 20 minutos y saca del horno. Añade la fruta que has reservado. Vuelve a hornear durante 10 minutos más o hasta que la superficie comience a dorarse. Saca del horno y espera a que se enfríe un poco antes de desmoldar.

8. Sírvela tibia o a temperatura ambiente con yogur (normal o vegano) y miel.

Variantes:

- Varía de fruta según la temporada.

- Sustituye las avellanas molidas por almendras. Si pones los frutos secos con piel, la masa quedará oscura.

- Sustituye el zumo de limón por algún vino dulce y las ramitas de romero por tomillo.

- **Variante vegana**: Sustituye la mantequilla por aceite de coco y la nata líquida por su versión vegana.

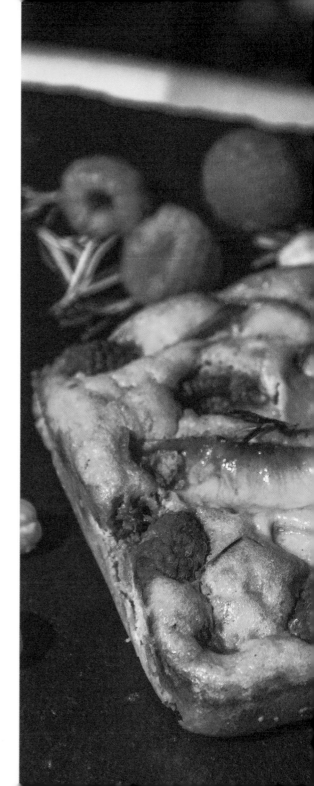

24. Crumble de manzana en sartén con helado de queso

 Porciones: 2-3

 Tiempo: 40 minutos

 Comida: (V) (SG)

Ingredientes:

Relleno

150 g de manzana golden o granny smith (1 unidad)

15 g de azúcar de coco o miel (opcional)

<1 g de canela molida

<1 g de jengibre molido (opcional)

10 g de pasas

10 g de nueces (opcional)

5 g de mantequilla

Crumble

20 g de avena en hojuelas enteras

20 g de harina de almendras

10 g de almidón de yuca o de tapioca

20 g de miel o compota de manzana

10 g de mantequilla

Una pizca de sal

Helado (opcional)

1 plátano congelado

40 g de queso crema o ricota

Estevia o miel al gusto (opcional)

Equipo y utensilios:

Tabla de cortar

Cuchillo

Pelador de verduras

Boles

Una sartén de hierro o apta para horno o 2 ramequines

Procesador de alimentos o batidora

Elaboración:

1. Pela y corta las manzanas en láminas finas o trozos pequeños. Pásalas a un bol y cubre con las especias y el azúcar de coco.

2. Corta en trocitos las nueces y haz lo mismo con las pasas si son grandes.

3. Derrite la mantequilla en una sartén a fuego medio. Añade las manzanas cortadas y cocínalas hasta que estén blandas (5 minutos). Retira del fuego y mézclalas con las nueces y las pasas.

4. Pon en un bol los ingredientes del crumble y mezcla con las manos hasta tener una especie de tierra o de arena mojada. También puedes poner los ingredientes en un procesador de alimentos y triturar mediante 2 o 3 pulsaciones.

5. Distribuye las manzanas en el fondo de la sartén (o de los ramequines) y cúbrelas con el crumble.

6. Precalienta el horno a 180 °C con ventilador. Mete la sartén (o los ramequines) en el horno hasta que el crumble se dore (10 minutos). Deja que se enfríe un poco mientras preparas el helado.

7. Introduce en un procesador de alimentos o en la batidora el plátano congelado, el queso y el edulcorante. Bate a máxima potencia hasta que esté cremoso.

8. Sirve de inmediato el crumble tibio con el helado de queso y esparce algo más de canela molida al momento de servir.

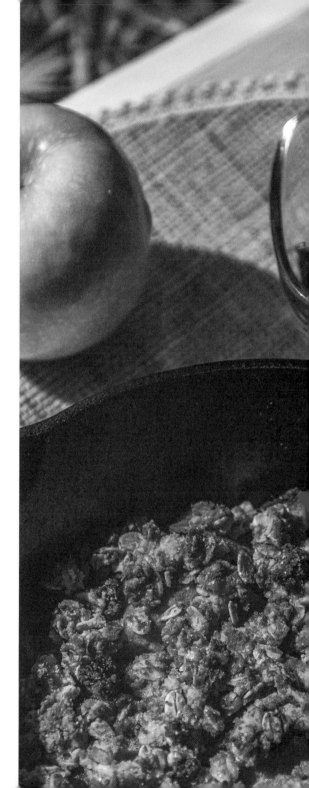

Variantes:

- Varía de fruta según la temporada. Por ejemplo, usa peras o mezcla la manzana con otras frutas.

- Sustituye los copos de avena por nueces pecanas cortadas en trozos pequeños y la harina de almendras por almidón de yuca.

- **Variante vegana**: Reemplaza la mantequilla por aceite de coco y el queso por su versión vegana o una cucharada de crema de anacardos con un punto de sal.

Tips:

Es una receta muy práctica porque se puede preparar y servir en la misma sartén y es apropiada para cualquier ocasión (brunch, postre o merienda).

Es mejor consumirlo el mismo día que se hornea, ya que luego el crumble perderá algo de textura.

25. Frutas de otoño con miel y nueces

 Porciones: 4

 Tiempo: 40 minutos

 Comida: (V) (SG)

Ingredientes:

2 peras maduras
<1 g de canela molida
30 g de miel
30 g de nueces o pecanas
10 g de pasas (opcional)
60 g de requesón para servir
(para 4 porciones)

Equipo y utensilios:

Tabla de cortar
Cuchillo
Fuente o bandeja de horno

Tips:

Es un desayuno, postre o merienda perfecto. Aprovecha el calor del horno para preparar tantas peras o frutas como quieras y guárdalas en la nevera hasta 5 días.

Elaboración:

1. Precalienta el horno a 170 °C con ventilador. Si no utilizas una bandeja antiadherente, cubre el fondo con papel de hornear.

2. Corta las peras por la mitad a lo largo. Luego corta las puntas de las «barriguitas» para crear una superficie plana donde se apoyen las peras y no se balanceen. Retira las semillas y algo de carne con una cuchara para hacer un pequeño hoyo en el centro de cada mitad.

3. Corta las nueces y las pasas en trozos pequeños.

4. Pon las medias peras en la fuente de horno con la piel hacia abajo. Espolvoréalas con la canela molida y rellena los espacios con nueces y pasas. Rocía ½ cucharadita de miel sobre cada una.

5. Hornea durante 20 minutos o hasta que se ablanden. Saca del horno y espera a que se enfríen un poco antes de servir.

6. Sirve cada mitad tibia o fría con una porción de requesón.

Variantes:

- Asa manzanas, melocotones o piñas.

- Sustituye el requesón por otro queso de preferencia, por yogur natural griego o crema de frutos secos.

- **Variante vegana**: Reemplaza la miel por sirope de dátil y el queso por una cucharada de crema de anacardos o de almendras con un punto de sal.

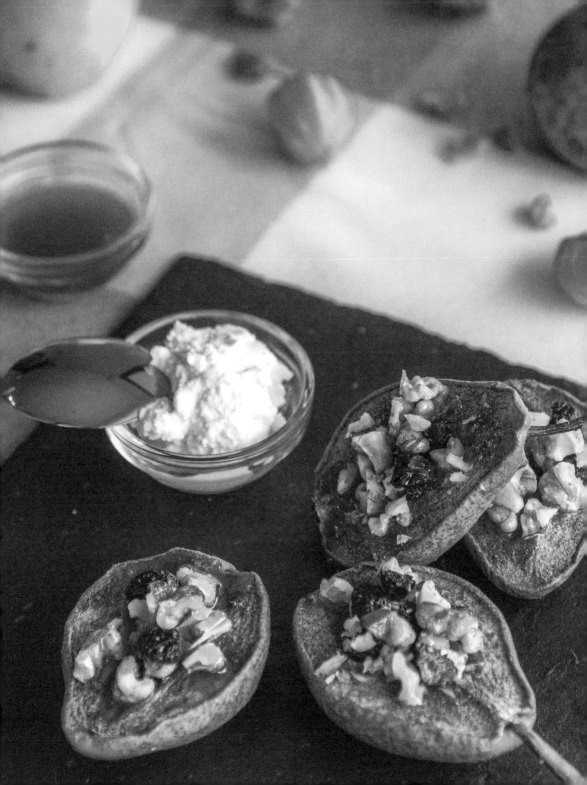

26. Choco tarta muy fácil

 Porciones: 6 | Tiempo: 50 minutos | Comida: (P) (V) (SG)

Ingredientes:

3 huevos

150 g de chocolate con más de un 80 %
de cacao

5 ml de zumo de limón (o <1 g de crémor
tártaro)

½ naranja (ralladura)

10 g de edulcorante*

Gotas de esencia de almendras (opcional)

Harina de almendras para emplatar
(opcional)

Una pizca de sal

Equipo y utensilios:

Batidora con varillas o varillas

Espátula

Bol apto para microondas

Molde para tarta de 12 cm de diámetro

Bol

Tips:

Si tienes dificultades para montar las
claras a punto de nieve, mezcla todo y
añade 8 g de polvo de hornear a la mezcla,
aunque la textura será algo diferente.

Es un postre muy fácil de preparar que
puedes hacer para consumir durante la
semana.

Elaboración:

1. Precalienta el horno a 180 °C. Cubre el molde con papel de hornear o engrásalo en caso de que sea de silicona.

2. Parte las tabletas de chocolate y colócalas en un bol apto para microondas. Mete en tandas de 30 segundos en el microondas y ve removiendo hasta que el chocolate se derrita por completo.

3. Separa las claras de las yemas de los huevos. Pon las claras en un bol con la pizca de sal y, con la ayuda de unas varillas o una batidora, comienza a montarlas. Cuando se hayan montado un poco añade el zumo de limón y termina de montarlas hasta que estén firmes (a punto de nieve). Resérvalas.

4. En otro bol bate las yemas con el edulcorante, la ralladura de naranja y la esencia de almendras. Luego añade el chocolate derretido no muy caliente (a menos de 60 °C) para que las yemas no se cocinen.

5. Añade la preparación de chocolate a las claras montadas y mezcla de forma envolvente hasta que el chocolate esté integrado por completo.

6. Vierte la mezcla en el molde y hornea durante 20 minutos. Saca del horno y deja enfriar sin desmoldarla durante al menos 30 minutos.

7. Desmolda y espolvorea con un poco de harina de almendras o edulcorante pulverizado para servir. También puedes añadir chocolate derretido.

* 10 a 20 g de mezcla de estevia y eritritol.
Recuerda que el chocolate ya lleva un poco
de azúcar.

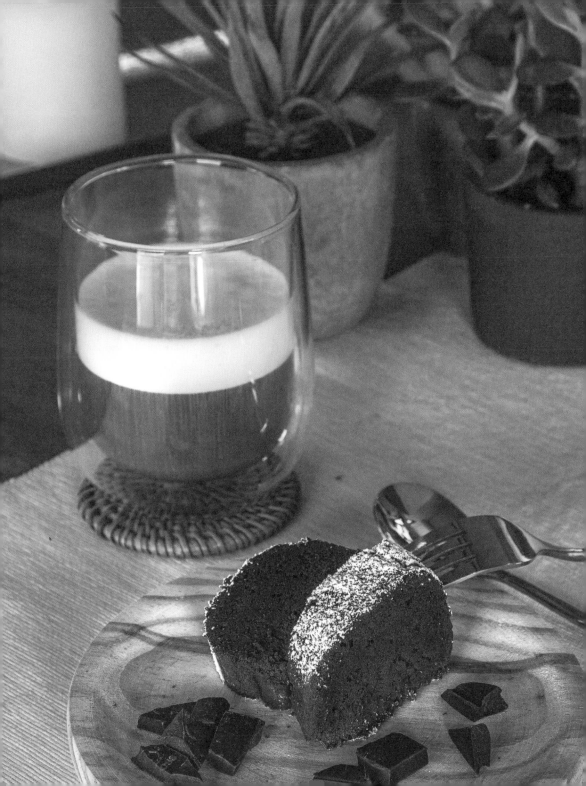

27. Tarta de naranja, almendras y chispas de chocolate

 Porciones: 6 | Tiempo: 2 horas | Comida: (P) (V) (SG)

Ingredientes:

125 g de almendras molidas
(o harina de almendras)

3 huevos grandes

1 naranja

10-20 g de edulcorante*

5 g de polvo de hornear (levadura química)

40 g de chispas de chocolate con un 85-90 % de cacao

20 g de chocolate con más de un 85 % de cacao (opcional)

Una pizca de sal

Equipo y utensilios:

Batidora con varillas o varillas

Olla mediana

Bol apto para microondas

Procesador de alimentos

Molde para tarta pequeño
(16 cm de diámetro)

Bol

Tips:

Si tienes dificultades para montar las claras a punto de nieve, puedes utilizar el doble del polvo de hornear, pero la textura será más compacta.

Consérvala en la nevera durante 3 días o congélala bien envuelta en papel film.

Elaboración:

1. Lava la naranja y colócala entera con piel y todo en una olla. Cúbrela con agua suficiente, lleva a ebullición y deja que se cocine durante una hora. Saca la naranja del agua y cuando esté tibia córtala por la mitad y retira las semillas.

2. Introduce la naranja cocida con piel en un procesador de alimentos y procesa hasta obtener un puré.

3. Precalienta el horno a 170 °C. Cubre el molde con papel de hornear o engrásalo si es antiadherente o de silicona.

4. Separa las yemas de las claras y bate las yemas junto con el edulcorante. Añade el puré de naranja, las almendras molidas y el polvo de hornear, y mezcla con una espátula hasta que todo esté integrado.

5. Pon las claras en un bol con la pizca de sal y, con la ayuda de unas varillas, monta las claras hasta que estén firmes (a punto de nieve).

6. Añade poco a poco la crema de yemas con naranja a las claras montadas, mezclando de forma envolvente hasta integrarla por completo.

7. Añade las chispas de chocolate negro y sigue mezclando de forma envolvente.

8. Vierte en el molde y da unos golpecitos contra la superficie de trabajo para que la mezcla se distribuya de manera uniforme. Hornea durante 40 minutos. Pasado este tiempo pincha el centro de la tarta con un palito de madera o cuchillo. Si sale limpio la tarta estará lista. Saca del horno y deja que se enfríe un poco antes de desmoldarla.

---

* 10 a 20 g de mezcla de estevia y eritritol.

9. Derrite el chocolate en el microondas en tandas de 30 segundos. También puedes fundir el chocolate al baño María para evitar que se queme en el microondas o agregar una cucharadita de aceite de coco para que sea más líquido.

10. Desmolda la tarta y vierte por encima el chocolate derretido. Puedes servirla tibia o refrigerarla durante 30 minutos antes de servir.

Variantes:

- Cambia la naranja por ralladura y zumo de limón (no cocines el limón) y añade semillas de amapola en vez de chispas de chocolate.

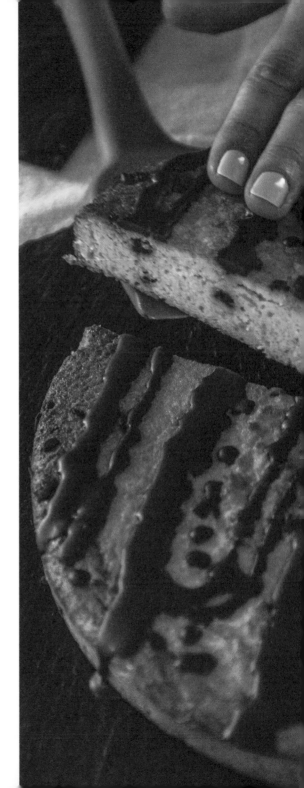

28. 3 zumos saludables

 Porciones: 1

 Tiempo: 5 minutos

 Comida (P) (V) (Ve) (SG)

Zumo 3 × 1 clásico: zanahoria, remolacha y naranja

400 g de zanahoria (5 medianas)

150 g de remolacha (1 mediana)

150 g de naranja (1 mediana)

Hielo al gusto

Zumo 3 × 1 sapiens: zanahoria, nectarina y naranja

400 g de zanahorias (5 medianas)

150 g de nectarina madura (1 grande)

150 g de naranja (1 mediana)

<1 g de cúrcuma (opcional)

Hielo

Hidratante

300 g de sandía fría o congelada (después de pelar)

100 ml de agua de coco

Gotas de zumo de limón (opcional)

Hojitas de hierbabuena

Edulcorante*

Equipo y utensilios:

Pelador de verduras

Extractor de zumo (licuadora) o batidora americana potente

Colador de malla fina

Elaboración:

1. Para los zumos 3 × 1 pela todos los ingredientes menos la nectarina. Luego pásalos por un extractor o una licuadora. Si no tienes este tipo de extractor, puedes usar una batidora americana potente, batir los ingredientes y luego filtrar con un colador de malla fina.

2. Para preparar el zumo hidratante, pela la sandía y refrigérala durante unas horas. Bate los ingredientes en una batidora americana y añade unas hojitas de hierbabuena justo antes de servir.

Variantes:

*   En los zumos 3 × 1 puedes cambiar la naranja por manzana.

*   Sustituye el agua de coco por agua con gas y una pizca de sal.

Tips:

Si enfrías las hortalizas y las frutas en la nevera, no tendrás que añadir hielo.

Para que el zumo tenga una textura ligera es necesario utilizar extractor o licuadora o una batidora muy potente. De lo contrario, los zumos 3 × 1 te quedarán muy espesos y con pulpa.

Es mejor preparar el zumo con la remolacha cocida; cruda tendrá un sabor más terroso.

---

* Elige el edulcorante que prefieras: 5 g de mezcla de estevia y eritritol, 15-20 g de miel o de sirope de dátil.

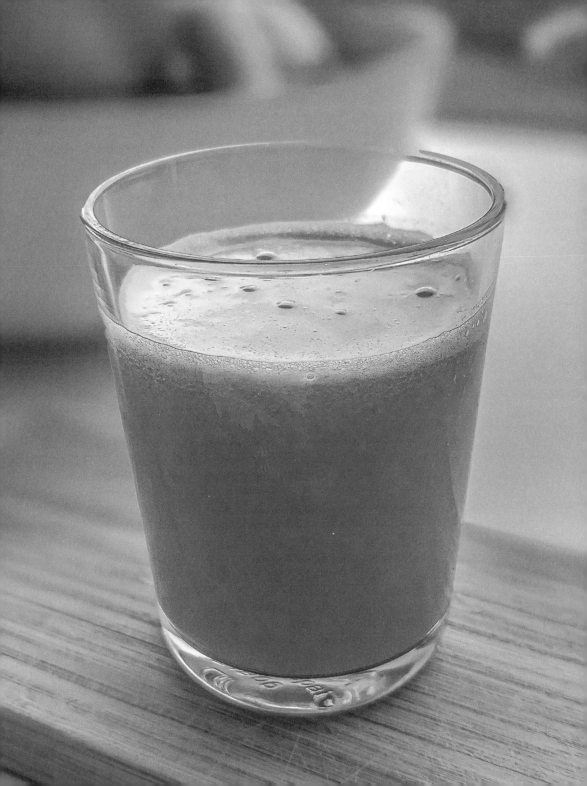

29. Agua de piña aromatizada

 Porciones: 2

 Tiempo: 10 minutos

 Comida: (P) (V) (Ve) (SG)

Ingredientes:

Restos de la corteza de una piña

1 l de agua

20 g de jengibre fresco

1 ramita de canela

1 orejón de albaricoque o dátil seco (opcional)

Equipo y utensilios:

Olla mediana

Rallador

Colador

Jarra

Tips:

Bebida digestiva y muy refrescante para cualquier momento del día, además de que puedes reciclar los restos de algunas frutas.

Elaboración:

1. Pon a hervir el agua en una olla.

2. Enjuaga en agua corriente la corteza de la piña. Pela y corta en láminas el jengibre y el albaricoque.

3. Añade todos los ingredientes al agua hirviendo. Baja el fuego hasta que quede burbujeando y deja que se cocine entre 10 y 15 minutos.

4. Retira la olla del fuego y espera a que el agua se enfríe. Luego pásala por un colador a una jarra. Espera a que alcance temperatura ambiente antes de meter en la nevera.

5. Puedes servirla caliente como una infusión o fría de nevera con algunos cubitos de hielo y piña cortada en trocitos.

Variantes:

- Añade algo de miel si te apetece más dulce.

- Puedes preparar esta receta con restos de piel de manzana y ralladura de cáscara de naranja.

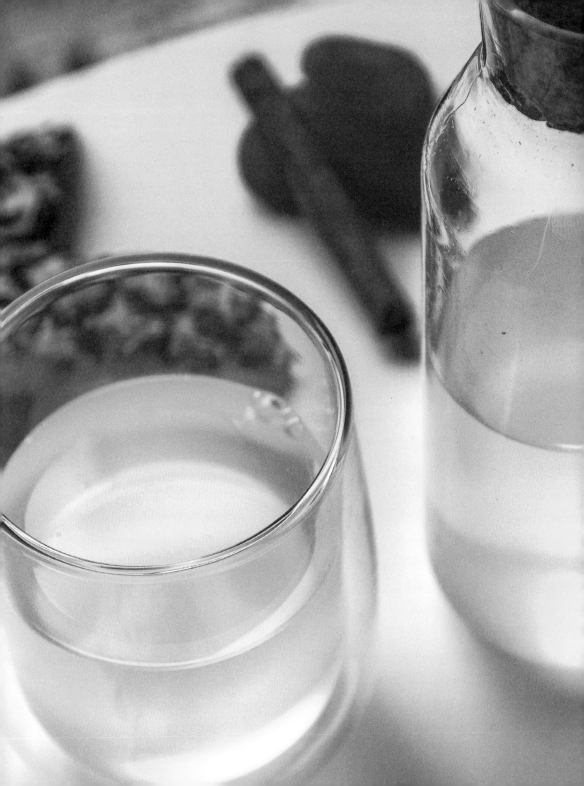

30. Marga-Agüitas

 Porciones: 1-2

 Tiempo: 5 minutos

 Comida: (P) (V) (Ve) (SG)

Ingredientes:

250 g de hielo
1 limón (zumo)
½ naranja (zumo)
5 g de edulcorante*
150 ml de agua con gas (opcional)

Equipo y utensilios:

Batidora americana
Rallador

Tips:

Procesar con pulsaciones ayuda a granizar el hielo sin que se derrita.

Elaboración:

1. Exprime medio limón y media naranja. Ralla un poco de la piel de cada uno. La otra mitad del limón córtala en rodajas y resérvalas para servir.

2. Pon todos los ingredientes en una batidora americana menos el agua con gas. Bate mediante pulsaciones hasta tener una especie de granizado. Si no tiene esta consistencia, añade algo más de hielo.

3. Agrega el agua con gas y remueve todo con una cuchara. Sirve en un vaso con las rodajas de limón.

Variantes:

- Sustituye el zumo de naranja por zumo de pomelo.

---

* 5 g de mezcla de estevia y eritritol o 10 g de miel.

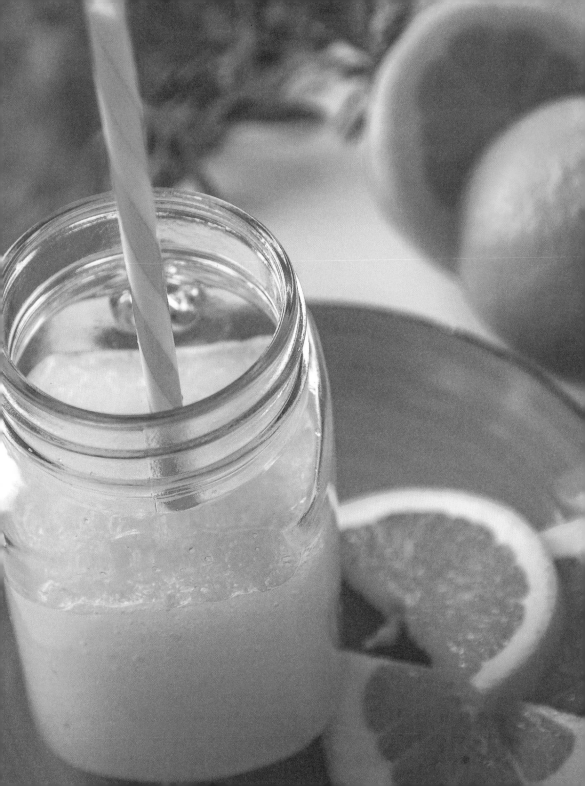

31. Ensalada superverde

 Porciones: 2-3 | Tiempo: 15 minutos | Comida: (V) (SG)

Ingredientes:

100 g de mezcla de canónigos y rúcula
50 g de cebolleta (mejor la parte verde)
50 g de apio
50 g de pepino (opcional)
150 g de manzana verde
60 g de aguacate
10 g de pistachos triturados o semillas
de amapola

Aderezo de yogur

10 g de hojas de hierbabuena o de cilantro
cortadas
20 g de yogur natural (normal o vegano)
5 ml de zumo de limón
10 ml de AOVE
½ diente de ajo machacado (opcional)
Sal al gusto

Equipo y utensilios:

Tabla de cortar
Cuchillo de chef
Bol
Ensaladera
Bote de cristal pequeño con tapa

Tips:

Se recomienda consumir la ensalada el
mismo día, ya que tanto la manzana como
el aguacate se oxidan con rapidez.

Elaboración:

1. Corta la parte verde de la cebolleta y el apio en rodajas finas. Pela y corta el pepino en medias lunas. Trocea la manzana y el aguacate en cubos pequeños.

2. Corta los pistachos pelados con un cuchillo o colócalos en un mortero y machácalos un poco para partirlos.

3. Mezcla los ingredientes del aderezo en un bote de cristal hermético. Ciérralo y bate vigorosamente hasta que la mezcla emulsione.

4. Mezcla en un bol todos los ingredientes de la ensalada con un poco de aderezo justo antes de servir. Esparce los pistachos por encima.

Variantes:

- Reemplaza los canónigos y la rúcula por otra mezcla o brotes de verduras verdes. Cambia el pepino por su versión encurtida o por brócoli o bimis previamente cocidos y fríos.

- Sustituye la manzana por kiwi o pera.

- Cambia el aderezo sustituyendo el zumo de limón y el ajo por 5 g de mostaza y 10 g de miel.

- **Variante vegana**: Sustituye el yogur natural por su variante vegana.

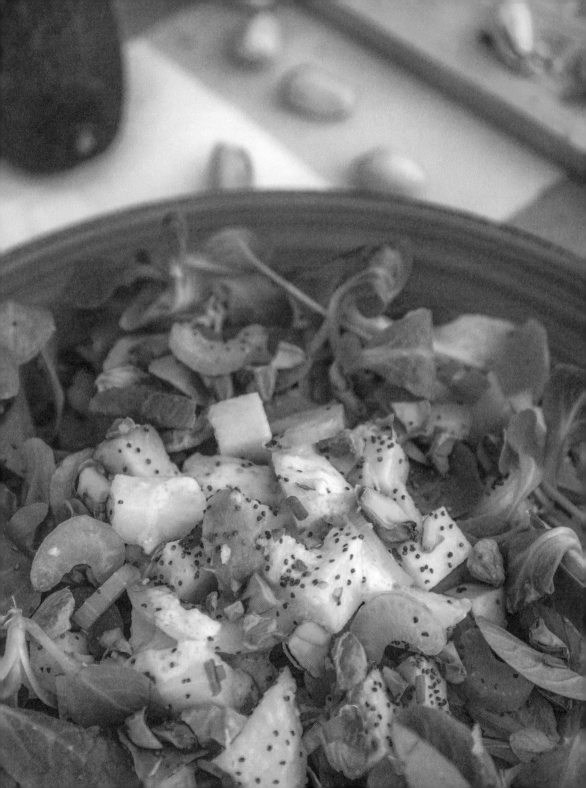

32. Ensalada de primavera

 Porciones: 2-3 | Tiempo: 30 minutos | Comida: (K) (SG)

Ingredientes:

100 g de bimis
100 g de judías verdes
150 g de espárragos verdes finos
50 g de hojas de espinacas baby
50 g de edamames o guisantes
30 g de chalota o cebolla roja
1-2 tiras de beicon ahumado

Aderezo de beicon
5 ml de grasa del beicon ahumado
10 ml de AOVE
5 ml de vinagre balsámico blanco o de manzana
10 g de mostaza de Dijon
Sal y pimienta al gusto

Equipo y utensilios:

Tabla de cortar
Cuchillo de chef
Olla grande
Bol
Paño de cocina
Plato apto para microondas
Ensaladera
Bote de cristal pequeño con tapa

Elaboración:

1. Corta el extremo grueso del tallo de los espárragos y de los bimis, y los extremos o puntas duras de las judías verdes. Corta finamente la chalota y reserva.

2. Pon a hervir suficiente agua en una olla grande. Prepara también un bol grande con agua fría y hielo.

3. Introduce los espárragos y los bimis en el agua hirviendo y deja que se cocinen entre 2 y 4 minutos, dependiendo del grosor. Sácalos del agua con una espumadera o pinzas, y sumérgelos en el bol con agua fría durante 2 minutos. Escúrrelos y sécalos con un paño grueso de cocina.

4. Repite este procedimiento con las judías y los edamames, pero deja que se cocinen entre 5 y 7 minutos en el agua hirviendo. Pela los edamames y desecha las vainas.

5. Corta los espárragos, los bimis y las judías en 3 partes. Disponlos en una ensaladera y añade los edamames, las hojas de espinaca y la chalota. Agrega un poco de sal y remueve.

6. Pon el beicon en un plato apto para microondas. Mételo en el microondas a máxima potencia entre 1 y 2 minutos, hasta que comience a tostarse. Luego colócalo sobre papel absorbente y reserva parte de la grasa que haya desprendido en el plato para el aderezo.

7. En un bote de cristal añade los ingredientes del aderezo. Tapa y bate vigorosamente hasta que emulsione. Añádelo a las verduras mientras remueves con cuidado.

8. Envuelve las tiras de beicon en el mismo papel absorbente, aprieta con la mano para partirlo y esparce los trozos sobre la ensalada justo antes de servir.

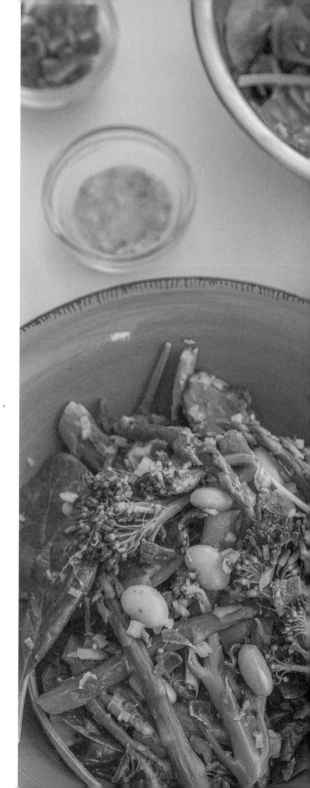

Variantes:

- Utiliza judías planas, cambia los bimis por flores de brócoli, los edamames por guisantes o habas frescas, y las espinacas por rúcula o kale.

- Utiliza queso azul en vez de beicon o prepara un aderezo de queso azul con yogur.

- **Variante vegana**: Sustituye el beicon por trozos de algún queso vegano o por tofu salteado. También puedes añadir cacahuetes tostados y salados, y una vinagreta asiática (p. 94).

Tips:

Para mantener los colores y la textura crocante de los vegetales no excedas el tiempo de cocción y pasa por el baño de agua helada.

Puedes cocinar los vegetales por adelantado y guardarlos en un envase hermético en la nevera hasta el momento de preparar la ensalada.

Puedes ahorrar tiempo con las versiones congeladas o en bote de estos vegetales (menos las espinacas).

33. Ensalada de verano

 Porciones: 2-3

 Tiempo: 5 minutos
+ 30 minutos de nevera

 Comida: (V) (SG)

Ingredientes:

200 g de tomates maduros (mejor una mezcla de variedades)

200 g de nectarina de pulpa amarilla madura

30 g de queso feta o de cabra fresco

5-10 g de hojas de hierbabuena o menta

15 ml de AOVE

Sal al gusto

15 g de piñones tostados (opcional)

Miel al gusto (opcional)

Equipo y utensilios:

Tabla de cortar

Cuchillo de chef

Ensaladera

Tips:

Cuanto más maduros estén los tomates y la nectarina, mejor quedará la ensalada.

En invierno puedes sustituir los tomates por remolachas cocidas y las nectarinas, por naranjas.

Elaboración:

1. Lava y corta los tomates y las nectarinas en gajos (cuartos u octavos) de tamaño similar. Corta las hojas de hierbabuena en tiras si son muy grandes.

2. Mezcla los tomates, la nectarina y la mitad de las hojas de hierbabuena en un bol. Esparce el AOVE y una pizca de sal. Mezcla con cuidado hasta que toda la fruta se haya impregnado.

3. Deja que repose en la nevera durante 30 minutos. Antes de servir añade el queso feta desmenuzándolo con la mano y el resto de las hojas de hierbabuena. Si lo deseas, agrega un poquito de miel y piñones tostados.

Variantes:

*   Sustituye las nectarinas por albaricoques.

*   Añade 50 g de berro o rúcula.

*   **Variante vegana**: Sustituye el queso feta por rodajas de aceituna negra sin hueso.

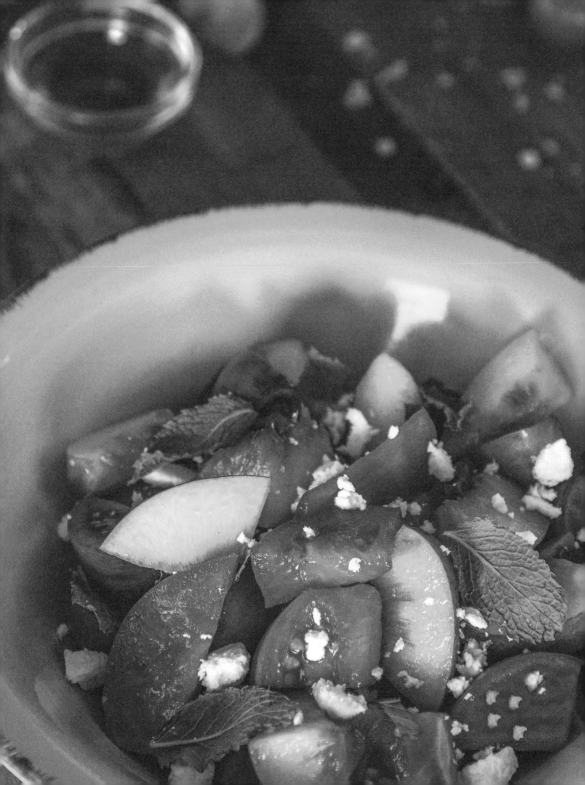

34. Ensalada de otoño

 Porciones: 2-3

 Tiempo: 10 minutos

 Comida: (V) (SG)

Ingredientes:

100 g de mezcla de rúcula y canónigos
50 g de cebolla roja
30 g de queso parmesano
60 g de pera
10 g de nueces o pecanas
10 g de azúcar de coco
20 ml de agua

Vinagreta balsámica
20 ml de AOVE
15 ml de vinagre balsámico
10 g de miel
<1 g de sal

Equipo y utensilios:

Tabla de cortar
Cuchillo de chef
Pelador de verduras o rallador
Bol pequeño apto para microondas
Bote de cristal pequeño con tapa
Ensaladera

Tips:

Para que la pera cortada no se oxide colócala en agua con unas gotas de zumo de limón.
Adereza la ensalada inmediatamente antes de consumirla.

Elaboración:

1. Corta la cebolla en juliana y la pera en láminas.

2. Con el pelador de patatas o con el lado más grueso de un rallador saca virutas del queso parmesano.

3. En un bol apto para microondas carameliza las nueces. Disuelve el azúcar de coco en el agua, luego añade las nueces al bol y remueve para cubrirlas con el agua dulce. Métela en el microondas a máxima potencia durante 1 minuto, saca y remueve. Introdúcelas 30 segundos más y remueve. Repite el proceso hasta que el agua se haya evaporado y las nueces estén pegajosas. Luego extiéndelas sobre un plato y espera a que se enfríen para que se endurezcan.

4. Prepara la vinagreta mezclando todos los ingredientes en un bote de cristal. Tapa y agita vigorosamente hasta que emulsione.

5. Mezcla en un bol grande la rúcula, los canónigos y la cebolla roja. Agrega una cucharada de vinagreta y remueve con cuidado. Añade la pera y esparce por encima el queso parmesano y las nueces caramelizadas cortadas. Sirve con el resto de la vinagreta aparte.

Variantes:

- Sustituye la rúcula por endivias, berro u otra verdura verde de sabor fuerte. Cambia la pera por manzana o cualquier fruta de estación, y el tipo de queso por feta o queso azul.

- Si no tienes tiempo de caramelizar las nueces para el toque crocante, basta con que las tuestes durante 1 minuto en el microondas.

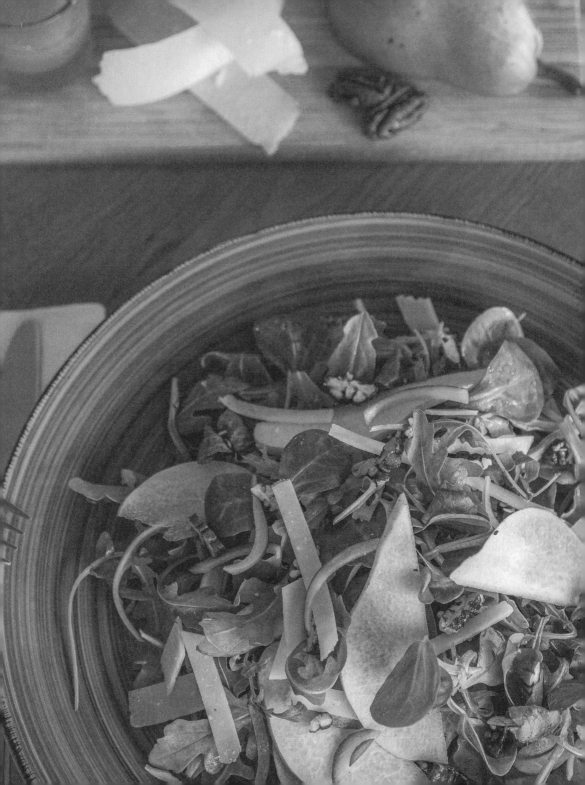

35. Ensalada de vegetales de invierno

 Porciones: 3-4 | Tiempo: 15 minutos | Comida: (V) (SG)

Ingredientes:

150 g de lombarda o kale
50 g de cebolla roja
100 g de zanahoria
1 naranja o mandarina grande
50 g de espinacas baby
15 g de almendras fileteadas tostadas

Vinagreta

20 ml de AOVE
10 ml de vinagre de manzana
15 ml de zumo de naranja natural,
más la ralladura de la piel
10 g de mostaza de Dijon
10 g de miel
Sal al gusto

Equipo y utensilios:

Tabla de cortar
Cuchillo de chef
Pelador de verduras
Bol pequeño
Ensaladera
Bote de cristal pequeño con tapa

Tips:

La lombarda y el kale (y otras brasicáceas, como las coles) ganan sabor y mejoran la textura al marinarlas unos minutos con la vinagreta, pero si usas verduras de otro tipo es mejor añadirlas justo antes de servir.

Elaboración:

1. Pela la naranja y retira la mayor parte de la membrana blanca que la recubre. Corta en rodajas perpendiculares a los gajos y luego en cuartos. Retira las semillas y reserva ¼ de naranja para extraer el zumo y parte de la piel para la vinagreta.

2. Corta la lombarda en juliana y retira con un cuchillo las partes duras. Pela las zanahorias y, con el mismo pelador, saca cintas hasta terminarlas. Corta la cebolla en juliana.

3. Prepara la vinagreta mezclando los ingredientes en un bote de cristal. Tapa y bate vigorosamente hasta que emulsione.

4. Pon la lombarda, la zanahoria y la cebolla en un bol o ensaladera. Añade la mitad de la vinagreta y mezcla bien hasta impregnar toda la lombarda. Luego agrega la naranja y deja que la ensalada repose unos 10 minutos, hasta que la lombarda se haya ablandado un poco.

5. Incorpora las hojas de espinaca y mezcla con el resto de los vegetales. Sirve esparciendo el resto de la vinagreta y las almendras fileteadas.

Variantes:

- Sustituye la lombarda por kale o la naranja por gajos de mandarina.

- Añade queso de rulo de cabra, feta o azul en lugar de las almendras.

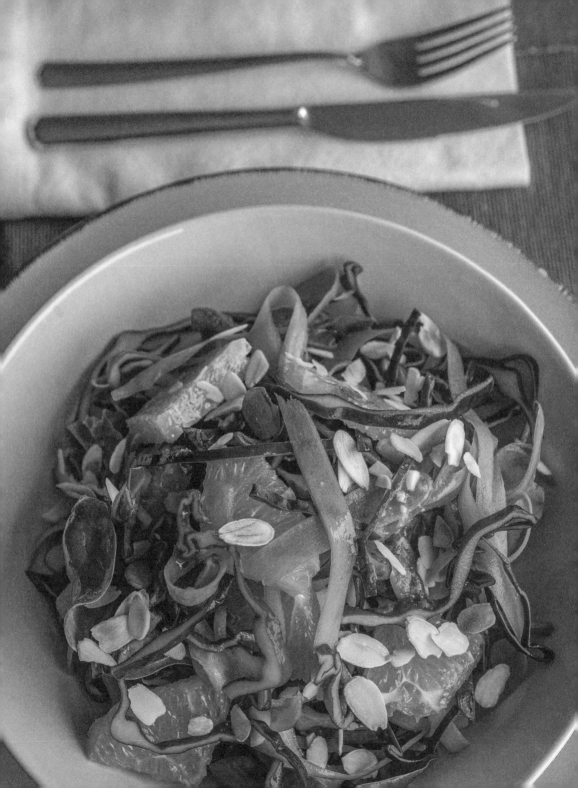

36. Ensalada morada con vinagreta de cítricos

 Porciones: 2-3

 Tiempo: 5 minutos

 Comida: (P) (V) (SG)

Ingredientes:

300 g de endivias moradas o achicoria roja
60 g de cebolla roja
150 g de remolacha cocida
20 g de arándanos deshidratados (o frescos)
Piñones tostados o semillas de amapola, para servir

Vinagreta de cítricos

15 ml de AOVE
15 ml de zumo de naranja natural, más la ralladura de la piel
5 ml de zumo de limón
10 g de mostaza de Dijon
10 g de miel
Sal y pimienta al gusto

Equipo y utensilios:

Tabla de cortar
Cuchillo de chef
Plato apto para el microondas
Bol
Ensaladera
Bote de cristal pequeño con tapa

Tips:

Los colores morados de las verduras representan una fuente importante de polifenoles, como las antocianinas.

Para potenciar el sabor de la remolacha, al cocerla, ásala en el horno con la piel y envuelta en papel de aluminio o en una bolsa para asar; así concentrará sus azúcares naturales. Estará lista cuando puedas pincharla con facilidad con un tenedor. Cruda tiene una textura más crocante y un sabor más terroso.

Elaboración:

1. Deshoja y lava las endivias moradas, córtalas en trozos del tamaño de un bocado. Corta la cebolla en juliana. Pela la remolacha y córtala en trozos o medios círculos.

2. Pon los piñones en un plato e introdúcelo en el microondas 1 minuto para tostarlos.

3. Prepara la vinagreta mezclando todos los ingredientes en un bote de cristal. Tapa y bate vigorosamente hasta que emulsione.

4. En una ensaladera o bol mezcla las endivias, la cebolla y la remolacha. Añade dos cucharadas de la vinagreta y remueve los vegetales hasta que se impregnen.

5. Esparce los piñones tostados y los arándanos deshidratados, y sirve con el resto de la vinagreta aparte.

Variantes:

- Cambia las endivias moradas por col lombarda o por lechuga hoja de roble (con puntas moradas).

- Cambia las remolachas por ciruelas o gajos de naranja, y los arándanos por semillas de granada.

- Haz una vinagreta balsámica sustituyendo los cítricos por vinagre balsámico y opcionalmente añade una pizca de polvo de arándano deshidratado para potenciar el sabor y el color.

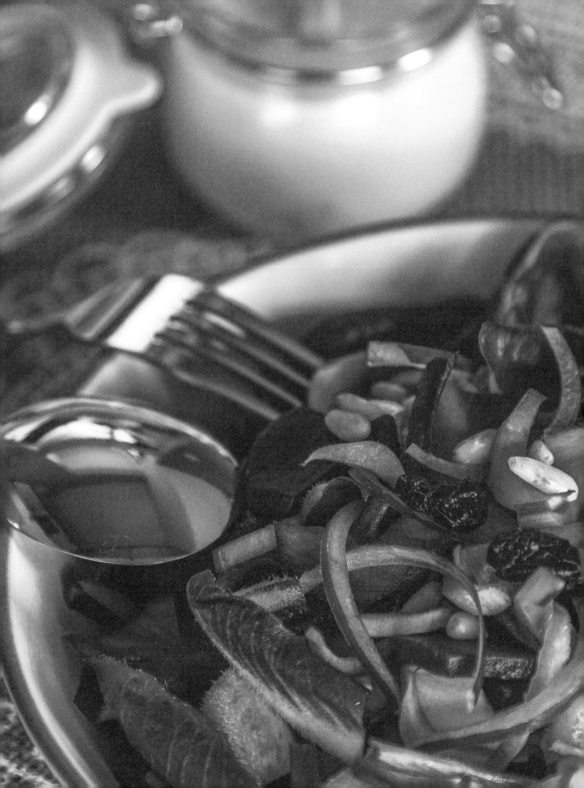

37. Ensalada Asia-slaw

 Porciones: 3-4

 Tiempo: 25 minutos

 Comida: (V) (Ve) (SG)

Ingredientes:

100 g de repollo liso o lombarda (o mezcla)
100 g de zanahoria
50 g de pimiento (de cualquier color)
30 g de cebolleta (parte verde) o 10 g
de cebollino
100 g de edamames con vaina
10 g de cilantro fresco
10 g de anacardos o sésamo tostado
Sal y pimienta al gusto

Vinagreta asiática

35 ml de vinagre de arroz (o de manzana)
15 ml de salsa de soja (sin gluten)
15 ml de zumo de naranja natural
5-10 ml de aceite de sésamo
15 g de miel
5 g de cebollino (opcional)
Sal y pimienta al gusto

Equipo y utensilios:

Tabla de cortar
Cuchillo de chef
Pelador de verduras
Rallador
Bol
Olla pequeña
Ensaladera
Bote de cristal pequeño con tapa

Elaboración:

1. Mezcla todos los ingredientes de la vinagreta en un bote de cristal. Tapa y bate vigorosamente hasta que emulsione. Reserva.

2. Corta el repollo en juliana, no muy larga, o rállalo por el lado grueso con un rallador. Pela y ralla la zanahoria. Corta los pimientos en juliana y luego por la mitad, la cebolleta en aros finos y el cilantro finamente.

3. Pon agua a hervir con una pizca de sal en una olla. Cuando entre en ebullición añade los edamames y deja que se cocinen durante 5 minutos. Sácalos, deja que escurran y espera a que se enfríen un poco para pelarlos.

4. En una ensaladera grande mezcla el repollo, la zanahoria, los pimientos, la cebolleta y los edamames. Agrega la vinagreta poco a poco y ve removiendo con un tenedor hasta impregnar los vegetales. Salpimienta al gusto, remueve y deja que repose durante 15 minutos.

5. Para servir esparce los anacardos tostados y el cilantro. Acompaña con un pollo Satay (p. 126), arroz pilaf (p. 158) o unas omelettes thai (p. 30).

Variantes:

- Añade gambas pequeñas, pechuga de pollo o tofu previamente salteados. Añade fideos finos de arroz.

- Prepara una ensalada de col o *coleslaw* clásica, solo con col y zanahoria. Adereza con mayonesa casera, mostaza, miel, sal marina y pimienta al gusto.

Tips:

Prepara la ensalada con antelación. Unas horas de maceración con el aderezo le proporcionarán más sabor.

Es la guarnición ideal para barbacoas o pollo asado. Es una receta económica y que cunde, sobre todo en su versión clásica.

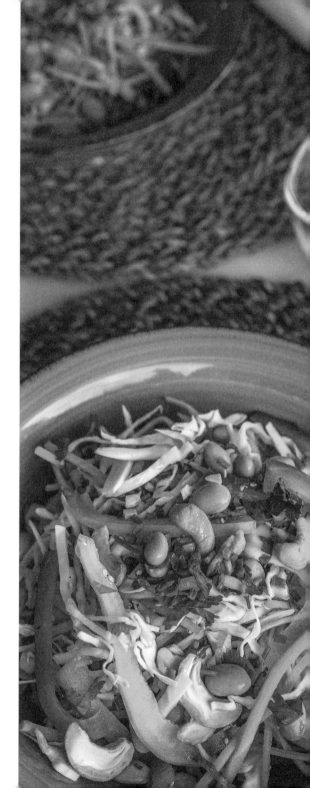

38. Ensalada de rúcula y mango

 Porciones: 2

 Tiempo: 5 minutos

 Comida (P) (V) (SG)

Ingredientes:

100 g de rúcula o berro
100 g de mango (maduro pero firme)
50 g de cebolla roja
10 g de cilantro
30 g de rabanitos (opcional)
10 g de almendras tostadas fileteadas o pistachos
10 ml de AOVE

Aderezo

40 g de mayonesa casera (o yogur griego natural)
10 g de mostaza de Dijon
20 ml de agua
Sal al gusto

Equipo y utensilios:

Tabla de cortar
Cuchillo de chef
Bol
Bol pequeño
Ensaladera

Elaboración:

1. Pela el mango y córtalo en cubos del tamaño de un bocado. Corta la cebolla y el cilantro finamente. Pon estos ingredientes en un bol y remueve.

2. Mezcla el yogur, la mostaza de Dijon y la pizca de sal en un bol pequeño. Luego agrega este aderezo al mango, removiendo con cuidado con un tenedor. Reserva.

3. Tuesta las almendras un minuto en el microondas para que estén crujientes.

4. En una ensaladera mezcla la rúcula y los rabanitos laminados. Esparce el AOVE y remueve.

5. Para servir distribuye la rúcula en el fondo de un plato y coloca la mezcla de mango en el centro. Esparce las almendras fileteadas y un poco más de sal.

Variantes:

- Sustituye la rúcula por berros o endivias.

- Añade aguacate en cubitos o pimientos del piquillo cortados.

Tips:

Es mejor preparar la mayonesa en casa con AOVE, pero, si no puedes, selecciona una de calidad.

Puedes preparar la mezcla de mango por adelantado y guardarla en la nevera hasta un día en un bote hermético.

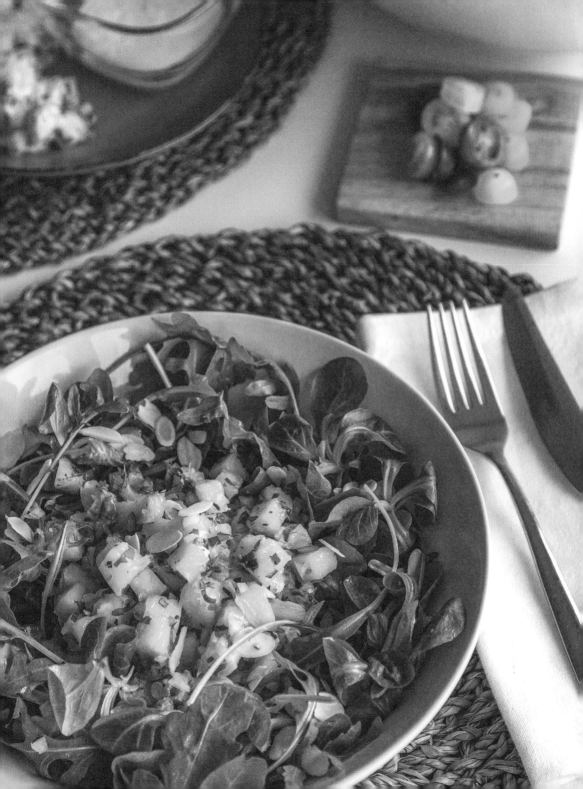

39. Gazpacho amarillo

 Porciones: 2 de 250 ml

 Tiempo: 5 minutos
+ 4 horas en la nevera

 Comida: (P) (V) (Ve) (SG)

Ingredientes:

200 g de tomates cherry amarillos
60 g de pimiento amarillo
30 g de cebolla dulce
100 g de melocotón maduro
5 ml de vinagre de manzana
5 g de almendras peladas
150 ml de agua fría
Sal al gusto
5 ml de AOVE
Hojitas de hierbabuena (opcional)

Equipo y utensilios:

Tabla de cortar
Cuchillo
Batidora americana
Colador
Jarra

Tips:

Se puede preparar con antelación y es un entrante ligero para una comida de verano.

No te preocupes si queda un poco salado antes de enfriarse; este toque quedará perfecto cuando esté bien frío.

Para enfriarlo más rápido reduce la cantidad de agua y añade el equivalente en cubitos de hielo justo antes de batir. También puedes agregar melocotones previamente congelados.

Elaboración:

1. Introduce todos los ingredientes en una batidora americana, menos el AOVE y las hojitas de hierbabuena. Bate a máxima potencia hasta obtener una consistencia homogénea.

2. Prueba el gazpacho y ajusta la acidez y el punto de sal a tu gusto.

3. Pon el colador en una jarra y cuela el gazpacho con la ayuda de una cuchara. Tendrá una textura más sedosa si se elimina cualquier fibra o los restos de almendra.

4. Refrigera al menos durante 4 horas antes de servir.

5. Sirve bien frío con unas gotas de AOVE y unas hojitas de hierbabuena para que sea más fresco.

Variantes:

• Sustituye el melocotón por una nectarina.

• Usa tomates rojos y sustituye el melocotón por sandía fría.

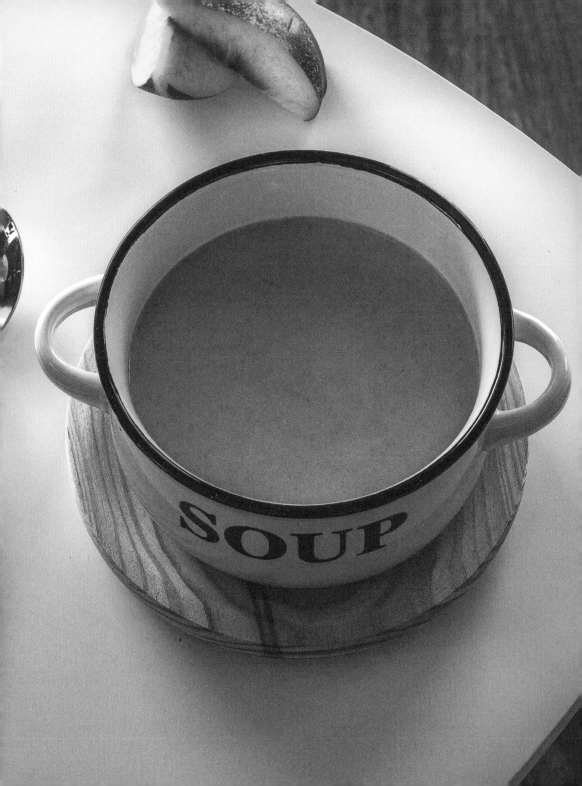

40. Caldo básico de verduras

 Porciones: 3 l | Tiempo: 1 hora | Comida: (P) (V) (Ve) (SG)

Ingredientes:

2 cebollas (medianas)
4 zanahorias (medianas)
100 g de champiñones blancos
1 tallo de apio
1 puerro
6 dientes de ajo
1 hoja de laurel
1 rama de cilantro o perejil fresco
2-3 l de agua filtrada
50 ml de salsa de soja (sin gluten) (opcional)

Equipo y utensilios:

Tabla de cortar
Cuchillo de chef
Olla grande
Colador de pasta
Envases o bolsas herméticas de congelación

Tips:

Esta receta no lleva sal para que sirva de base para otras preparaciones, pero puedes añadírsela.

No se recomienda agregar berenjena o pimientos porque amargarán el caldo.

Se conserva congelado perfectamente hasta 3 meses.

Elaboración:

1. Pela y corta las cebollas y las zanahorias en mitades o trozos grandes. Enjuaga los champiñones blancos y córtalos si son grandes. Corta el tallo de apio y del puerro en trozos medianos. Pela los ajos y machácalos un poco.

2. Echa todos los vegetales en una olla grande. Agrega el agua hasta que cubra todos los ingredientes. Incorpora el laurel, el cilantro y la salsa de soja.

3. Pon la olla a fuego medio alto y lleva a ebullición. Cuando rompa a hervir, ajusta el fuego para mantenerlo en un hervor muy suave y constante. Deja cocer durante 1 hora y ve agregando agua, si es necesario, para mantener siempre los ingredientes sumergidos.

4. Retira del fuego y espera que se enfríe lo suficiente para poder manejar la olla sin peligro de quemarte. Pon un colador de pasta y cuela el caldo en un envase grande o en otra olla, presionando con cuidado las verduras (sobre todo los ajos) contra el colador para extraerles todo el sabor.

5. Desecha los sólidos y deja que el caldo se enfríe antes de guardarlo. Puedes colar y hervir de nuevo para limpiar y concentrar más los sabores.

6. Añade las verduras que quieras y una pizca de sal, y tendrás una rica sopa, o guarda el caldo en porciones en envases o bolsas herméticas para congelar, y úsalo para preparar minestrone (p. 222), cremas (pp. 102-106) o salsas.

Variantes:

- Añade otras verduras, como calabaza, calabacín y tomates secos.

- Si deseas que el caldo tenga un sabor más fuerte a cierta verdura, añade espárragos, brócoli, coliflor, nabos o repollo.

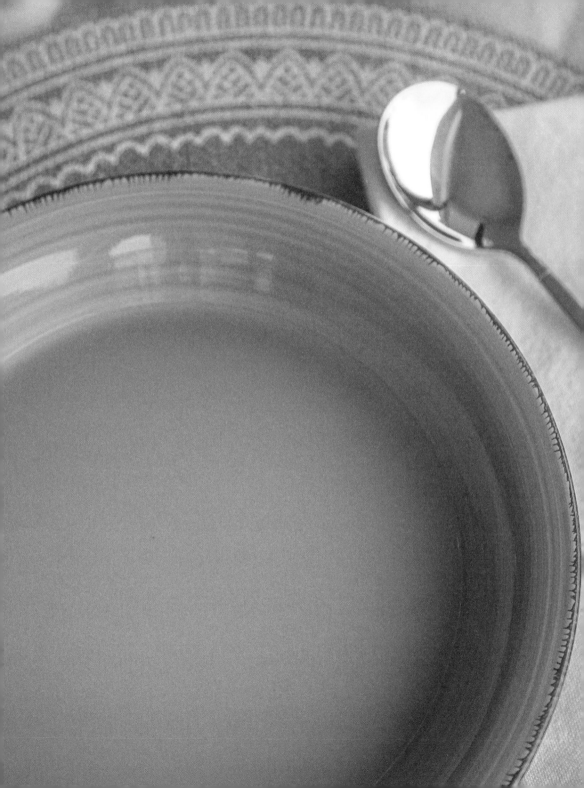

41. Crema de zanahorias, leche de coco y jengibre

 Porciones: 2-3   Tiempo: 25 minutos   Comida: (V) (SG)

Ingredientes:

600 g de zanahorias (5 medianas)
2 dientes de ajo
10 g de jengibre fresco (o 0,2 g molido)
20 g de mantequilla
350 ml de caldo de pollo (o de verduras)
100 ml de leche de coco (o 50 g si es crema)
<1 g de cúrcuma molida
<1 g de curri molido
0,5 g de pimentón dulce (mejor ahumado)
Sal y pimienta al gusto
Semillas de calabaza
Hojas de albahaca o hierbabuena, para servir (opcional)

Equipo y utensilios:

Tabla de cortar
Cuchillo de chef
Pelador de verduras
Olla con tapa
Batidora americana

Tips:

Por seguridad, no batas el caldo caliente y tampoco llenes el vaso de la batidora más de la mitad.

Si asas las zanahorias en el horno antes de agregar al caldo, obtendrás un sabor más intenso.

Elaboración:

1. Pela y corta las zanahorias en trozos pequeños. Corta finamente el ajo y el jengibre fresco.

2. Pon una olla grande a fuego medio y añade la mantequilla. En cuanto se haya derretido, agrega el ajo, el jengibre y las especias, y deja que se cocine removiendo sin parar durante 1 minuto.

3. Agrega la zanahoria y saltéala durante 1 minuto. Luego cúbrela con el caldo de pollo y la leche de coco.

4. Lleva a ebullición. Cuando rompa a hervir baja el fuego hasta que el caldo quede burbujeando ligeramente. Tapa y deja que se cocine hasta que las zanahorias estén blandas (10-15 minutos).

5. Apaga el fuego y deja que se enfríe un poco. Pasa el contenido de la olla al vaso de la batidora y bate a máxima potencia hasta que no queden grumos. Si está muy espesa, añade un poco de agua hasta que logres la consistencia deseada.

6. Devuelve la crema a la olla, pruébala y ajusta la sal. Si ha quedado muy líquida, hiérvela destapada durante unos minutos más.

7. Sirve la crema caliente y esparce por encima las hojas de albahaca cortadas y las semillas de calabaza.

Variantes:

*   Sustituye las zanahorias por calabaza.

*   Reemplaza la leche de coco usando aceite de coco para el sofrito y bebida de almendras o leche normal en el paso 5.

*   Cambia las semillas por queso de cabra o nata fresca.

*   **Variante vegana**: Reemplaza la mantequilla por aceite de coco o AOVE, y utiliza caldo de verduras.

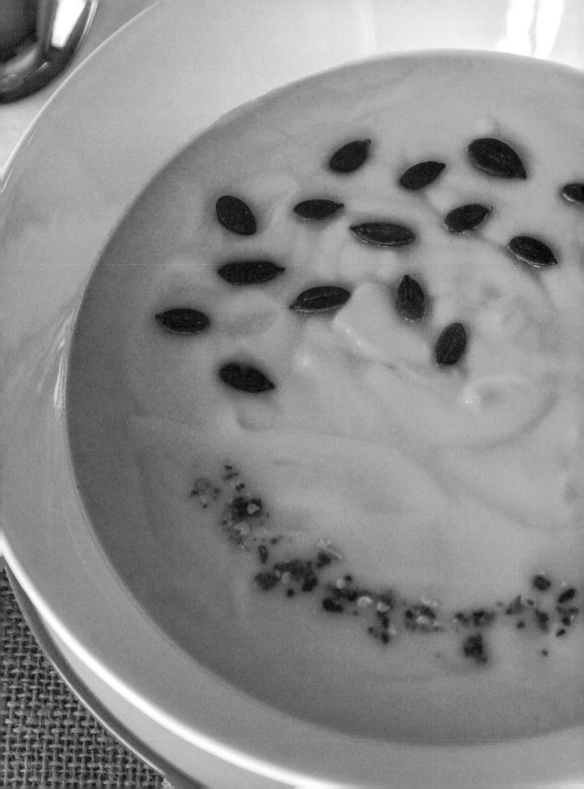

42. Crema de coliflor asada y yogur

 Porciones: 2-3

 Tiempo: 10 minutos
+ 30 minutos de horno

 Comida: (K) (V) (SG)

Ingredientes:

600-800 g de coliflor (1 unidad mediana)

2-3 dientes de ajo

150 g de cebolla blanca

15 ml de AOVE

20 g de mantequilla

800 ml de caldo de verduras o de pollo

60 g de yogur natural griego

40 g de queso cheddar maduro para servir (opcional)

Sal y pimienta al gusto

Equipo y utensilios:

Tabla de cortar

Cuchillo de chef

Bandeja de horno

Olla con tapa

Batidora americana

Rallador

Tips:

Por seguridad, no batas el caldo caliente y tampoco llenes el vaso de la batidora más de la mitad.

Puedes preparar esta crema por adelantado, conservarla en la nevera hasta 3 días o congelada 1 mes sin añadir el yogur.

Elaboración:

1. Limpia y corta la coliflor en floretes y el tallo en trozos. Corta la cebolla en trozos similares a los de la coliflor.

2. Precalienta el horno a 180 °C y cubre el fondo de una bandeja de horno con papel vegetal.

3. Distribuye la coliflor y la cebolla sobre la bandeja y añade los dientes de ajo sin pelar. Esparce el AOVE y una pizca de sal sobre los vegetales.

4. Mete en el horno y deja que se cocinen entre 25 y 35 minutos removiendo de vez en cuando, hasta que los bordes de la coliflor comiencen a dorarse.

5. Saca la bandeja y aparta los dientes de ajo para que se enfríen más rápidamente.

6. Pasa los vegetales asados a una olla y añade el caldo de verduras. Aprieta con cuidado los dientes de ajo, añade la pulpa a la olla y desecha la piel.

7. Lleva a ebullición, luego baja el fuego hasta que el caldo quede burbujeando ligeramente. Cocina durante 3 minutos.

8. Apaga el fuego y deja que se enfríe un poco. Pasa el contenido de la olla al vaso de la batidora, añade la mantequilla y una pizca de sal. Bate a máxima potencia hasta que no queden grumos. Si está muy espesa, agrega un poco de agua hasta obtener la consistencia deseada.

9. Devuelve la crema a la olla, pruébala y ajusta la sal. Si ha quedado muy líquida, deja que hierva destapada durante unos minutos más.

10. Calienta la crema antes de servir, añade el yogur y remueve bien hasta que se integre. Esparce el queso cheddar rallado por encima y un poco de pimienta negra recién molida.

11. También puedes servir con unas galletas de queso (p. 204) o frutos secos especiados picantes (Spicy nuts para compartir, p. 234).

Variantes:

- Cambia la coliflor por brócoli, el queso cheddar por avellanas tostadas o el yogur por 10 ml de zumo de limón.

- **Variante vegana**: Reemplaza la mantequilla por AOVE y el yogur por yogur vegano.

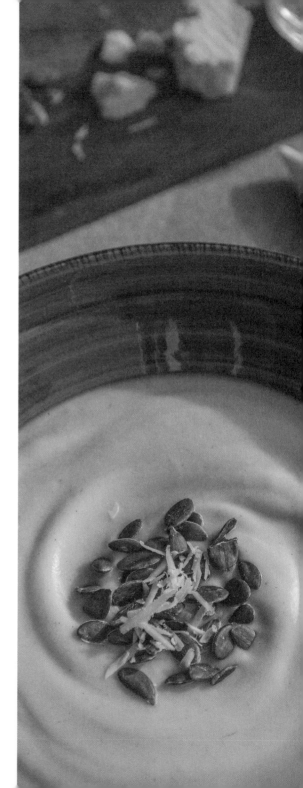

43. Crema fría de calabacín y puerro

 Porciones: 2-3

 Tiempo: 30 minutos + 2 horas de nevera

 Comida: (K) (SG)

Ingredientes:

500 g de calabacín (2 medianos)
100 g de puerro (parte blanca)
50 g de cebolla blanca
1 diente de ajo
15 ml de AOVE
350 ml de caldo de pollo
10 g de queso parmesano rallado (opcional)
Sal y pimienta al gusto
80 g de yogur natural o 40 ml de nata líquida (opcional)
3 g de perejil o cilantro, para servir

Equipo y utensilios:

Tabla de cortar
Cuchillo de chef
Olla mediana
Colador
Batidora americana

Tips:

Por seguridad nunca batas el caldo mientras esté caliente y no llenes el vaso de la batidora más de la mitad.

Puedes preparar esta crema por adelantado y refrigerarla hasta 3 días sin el yogur ni las hojas de perejil.

Elaboración:

1. Corta el calabacín en trozos medianos. Corta el puerro en aros pequeños. Corta finamente la cebolla blanca, el ajo y las hojitas de perejil, que dejarás para servir al final.

2. Pon el AOVE en una olla grande a fuego medio bajo. Cuando esté caliente, agrega la cebolla blanca y el puerro, y deja que se cocine removiendo con frecuencia hasta que estén blandos.

3. Agrega los calabacines cortados, el caldo de pollo y una pizca de sal. Lleva a ebullición, luego baja el fuego hasta que el caldo burbujee ligeramente. Tapa y deja que se cocine durante 10 minutos o hasta que los calabacines estén blandos.

4. Añade el queso parmesano, apaga el fuego y deja que se enfríe por completo. Pasa el contenido de la olla al vaso de la batidora y bate a máxima potencia hasta que no queden grumos. Prueba la crema y ajusta la sal. Si ha quedado muy espesa, incorpora un poco más de caldo de pollo o agua.

5. Vierte en una jarra o recipiente y espera a que alcance temperatura ambiente antes de meterla en la nevera. Si quieres una crema más sedosa, pásala por un colador para eliminar cualquier fibra que haya quedado al batir.

6. Refrigera durante al menos 2 horas. Justo antes de servir añade el yogur y remueve hasta que esté integrado por completo. Sirve bien fría y esparce por encima las hojitas de perejil.

Variantes:

- Añade algunas alubias blancas cocidas o cambia el yogur por nata fresca para darle más cremosidad.

- Acompaña con alguna proteína animal o vegetal, como salmón ahumado o dados de tofu salteados.

- **Variante vegana**: Reemplaza el caldo de pollo por uno de verduras, y el yogur por su versión vegetal.

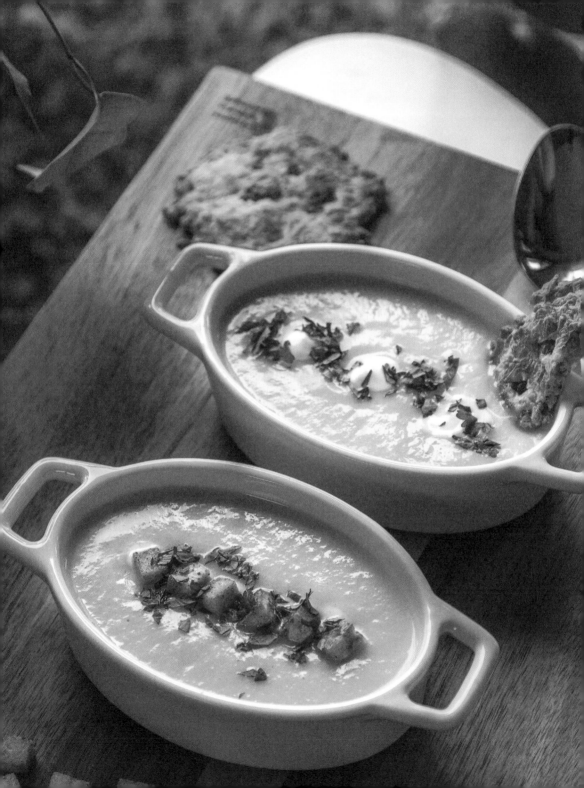

44. Sopa de ajos, cebollas y familia

 Porciones: 4

 Tiempo: 1 hora

 Comida: (K) (SG)

Ingredientes:

600 g de cebolla
100 g de cebolla roja
100 g de puerro (parte blanca)
30 g de chalotas (opcional)
2 dientes de ajo
20 g de mantequilla
10 ml de AOVE
700 ml de caldo de carne (o de huesos)
1 ramita de tomillo u orégano
(<1 g si es seco)
Sal y pimienta al gusto
30 g de queso parmesano o gruyere
(divido en porciones)
Sal y pimienta al gusto

Equipo y utensilios:

Tabla de cortar
Cuchillo de chef
Olla mediana

Tips:

El secreto del sabor de la sopa está en caramelizar las cebollas durante el tiempo apropiado y en la calidad del caldo de carne.

Elaboración:

1. Pela y corta las cebollas y las chalotas en juliana. Corta el puerro por la mitad a lo largo y luego en medias lunas. Machaca o corta finamente el ajo.

2. Pon una olla mediana a fuego medio. Añade el AOVE y la mantequilla; cuando esta se haya derretido, agrega las cebollas, las chalotas, el puerro, el ajo y las hojitas de tomillo. Salpimienta y deja que se cocine removiendo regularmente hasta que los vegetales empiecen a ablandarse.

3. Baja el fuego, tapa la olla y deja que se cocine durante 50 minutos removiendo de vez en cuando, con cuidado de que los vegetales no se quemen o se doren. Destapa la olla durante los últimos 15 minutos de la cocción.

4. Añade el caldo de carne y desglasa el fondo de la olla con la cuchara. Lleva a ebullición y luego baja el fuego hasta que el caldo burbujee ligeramente. Deja que se cocine durante 10 minutos, prueba y corrige el punto de sal. Si prefieres una sopa más espesa, puedes dejar que se evapore el líquido.

5. Retira del fuego y deja que repose unos minutos antes de servir. Sirve con el queso parmesano rallado por encima, con una galleta de queso (p. 204) o un fo-queijo (p. 198).

Variantes:

- Gratina la sopa en el horno con un trozo de pan de trigo sarraceno (p. 182) y con el queso gruyere por encima.

- Puedes usar solo cebolla dulce, pero en este caso aumenta la cantidad.

- **Variante vegana**: Reemplaza el caldo de carne por uno vegetal y añade una cucharada de pasta miso. Sustituye el queso por uno vegano.

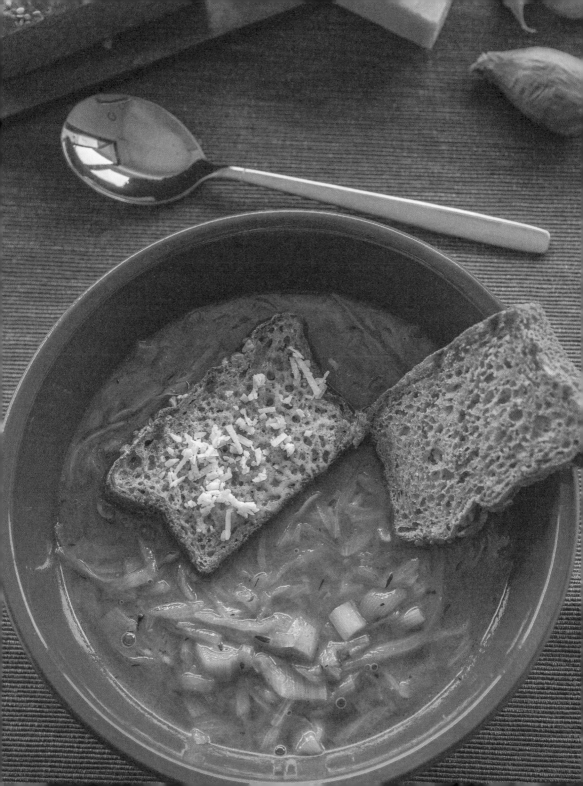

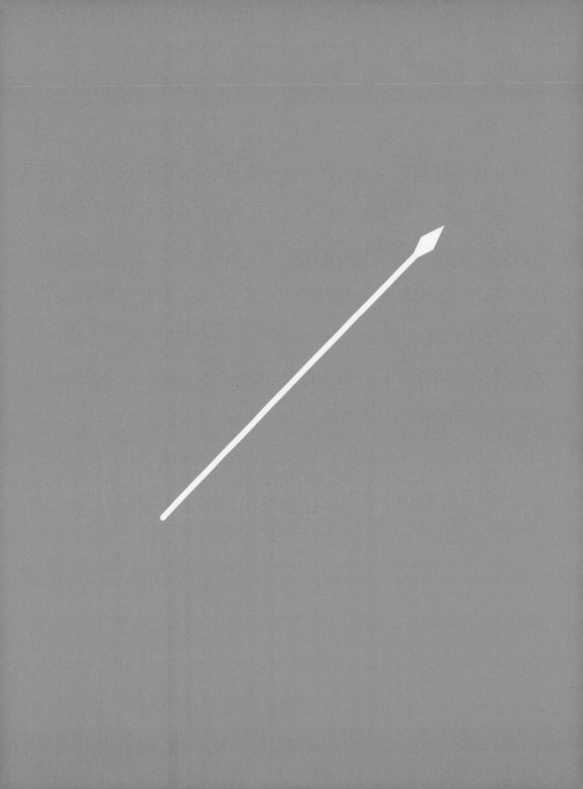

Caza

Nos separamos de los chimpancés, nuestros parientes vivos más cercanos, hace unos seis millones de años. Aunque su dieta se basa principalmente en fruta, incluye algo de carne. Cazan distintos animales, desde ardillas y pequeños antílopes hasta monos.

Probablemente la carne tampoco fuera muy relevante para nuestros ancestros cuando vivían en los árboles, pero, a medida que el clima cambió en África y los grandes bosques dieron paso a la sabana, se redujo la disponibilidad de fruta y comer carne pasó a ser más importante. Los primeros homínidos que descendieron de los árboles eran en gran medida carroñeros. Se conformaban con los restos que dejaban los grandes depredadores, como tigres y leones. Usaban piedras para extraer el tuétano de los huesos, buena fuente de alimento.

Con el tiempo, sin embargo, las habilidades cazadoras de nuestros ancestros mejoraron. Nuestra primera gran tecnología fue el fuego. Dominarlo incrementó la brecha entre nuestros ancestros y el resto de los animales al otorgarnos control sobre una gran fuerza de la naturaleza. Un pequeño homínido podía arrasar un bosque entero en unas pocas horas, algo inimaginable para cualquier otra especie. Existen pruebas de que usaban el fuego para atrapar animales, y convertían secciones de bosque en grandes barbacoas naturales.

A medida que nuestra inteligencia crecía, gracias al poder de la cocina, desarrollamos herramientas más precisas y estrategias de caza más efectivas. Inventamos lanzas para matar desde la distancia y aprendimos a tender emboscadas. Los restos de una excavación en Alemania, con una antigüedad estimada de cuatrocientos mil años, incluyen múltiples lanzas y los cadáveres de más de veinte caballos, víctimas seguramente de una emboscada. También se encontraron, por supuesto, indicios de múltiples hogueras, usadas para cocinar su carne.

Nuestra especie, el *Homo sapiens*, tiene menos de trescientos mil años de antigüedad, lo que nos convierte en herederos de una larga tradición de cazadores. Todas las sociedades ancestrales incluyen, en mayor o menor medida, carne en sus comidas.

Además de proteína de calidad, la carne tiene una alta densidad nutricional, por lo que aporta muchos nutrientes por cada caloría. Es especialmente rica en vitaminas B_{12}, B_3 y B_6, y en minerales como hierro, cinc y selenio. Por último, es buena fuente de creatina, un sustrato energético para los músculos y el cerebro.

Aunque en la actualidad se comen menos, los órganos siempre fueron muy valorados, y, de hecho, los depredadores empiezan comiendo las vísceras de sus presas. El hígado es un verdadero multivitamínico, uno de los alimentos nutricionalmente más densos que existen.

(Recetas de la 45 a la 51).

45. Costillas de cerdo con BBQ saludable

 Porciones: 4

 Tiempo: 30 minutos + 1 hora de horno

 Comida: (P) (SG)

Ingredientes:

800 g - 1 kg de costillar entero de cerdo
Sal y pimienta al gusto

Salsa BBQ
100 g de tomate triturado en conserva
30 g de pasta de tomate concentrada
50 ml de agua
30 g de sirope de dátil (o de miel)
15 ml de vinagre balsámico o de manzana
15 g de compota de manzana sin azúcar (o manzana triturada)
1 g de comino
1 g de cebolla molida (o 30 g de cebolla fresca)
1 g de ajo molido (o 1-2 dientes de ajo machacados)
1-2 g de pimentón ahumado (dulce o picante)
1 g de sal y pimienta al gusto

Equipo y utensilios:

Olla pequeña
Tabla de cortar
Cuchillo de chef
Brocha de cocina
Bandeja alta de horno
Papel de aluminio

Elaboración:

1. Para la salsa BBQ añade en una olla pequeña todos los ingredientes de la salsa y llévala a un ligero hervor. Cocina removiendo sin parar durante unos 3 minutos y luego a fuego bajo hasta que se espese. Reserva.

2. Limpia el costillar de cerdo de cualquier exceso de grasa y sécalo con papel absorbente.

3. Dispón el costillar sobre una bandeja de horno (con los huesos hacia abajo) y salpimiéntalo bien. Añade la mitad de la salsa BBQ y distribuye por el costillar untando ambos lados con una brocha de cocina. Cubre la bandeja con papel de aluminio y deja que las costillas se marinen durante al menos 20 minutos fuera de la nevera (si vas a dejarlas marinándose durante más tiempo, introdúcelo en la nevera).

4. Precalienta el horno a 160 °C con ventilador. Mete la bandeja tapada y hornea el costillar durante 1 hora (métalo en el horno a temperatura ambiente). 15 minutos antes de finalizar la cocción, retira el papel de aluminio y sube la temperatura del horno a 200 °C (o activa el grill) para dorar la parte superior del costillar.

5. Saca del horno y tapa de nuevo con papel de aluminio para que el costillar repose por lo menos durante 5-10 minutos antes de servir.

6. Corta las costillas y unta con la salsa BBQ sobrante. Acompaña con patatas hasselback (p. 190), boniatos con aromáticos (p. 186) o chips de yuca (p. 188).

Variantes:

- Sustituye las costillas por muslos o alitas de pollo.

- Se puede cambiar la salsa BBQ por una de hierbas aromáticas (orégano, tomillo y romero) o por una de mostaza y miel.

Tips:

La temperatura y el tiempo dependerán del tamaño y el grosor del costillar. Las costillas estarán cocidas cuando su temperatura interna sea de 65 °C. No obstante, es importante que alcancen los 88-90 °C porque a esa temperatura se ablandan las fibras de colágeno y la carne queda más tierna y jugosa.

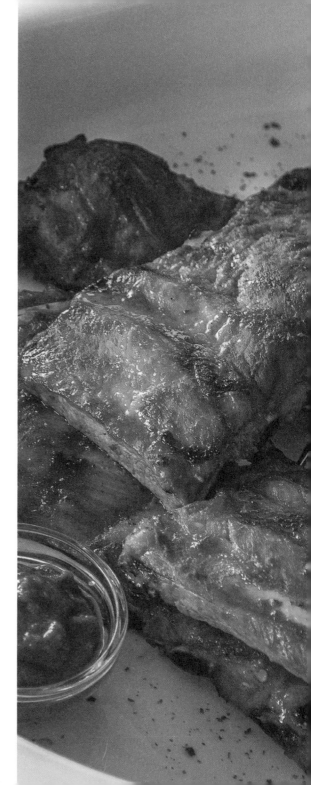

46. Pierna de cordero asada a fuego lento

 Porciones: 4-6

 Tiempo: 10 minutos
+ 1 hora 30 minutos
de horno

 Comida: (P) (K) (SG)

Ingredientes:

1 pierna de cordero de entre 2 y 2,5 kg con hueso

5 dientes de ajo

3 ramitas de romero fresco (1 g si es seco)

7 g de sal

75 ml de AOVE

<1 g de pimienta recién molida

15 g de filetes de anchoa en AOVE (opcional)

200 ml de agua

5 ml de vinagre de manzana

Sal en escamas, para servir

Equipo y utensilios:

Tabla de cortar

Cuchillo de chef

Mortero (opcional)

Bandeja de horno grande y alta (preferiblemente con rejilla)

Termómetro de cocina

Papel de aluminio

Elaboración:

1. Pela y corta 3 dientes de ajo en láminas gruesas. Haz pequeños ramitos de romero.

2. En un mortero añade los dos dientes de ajo restantes, las anchoas con un poco de su aceite, 30 ml de AOVE y unas hojitas de romero. Machaca y mezcla muy bien hasta obtener una especie de pasta.

3. Limpia la pierna de cordero de cualquier exceso de grasa y sécala con papel absorbente.

4. Con la punta de un cuchillo haz pequeñas incisiones alrededor de la pierna e introduce en cada incisión 1 lámina de ajo y una ramita de romero empujándolas hacia el interior con el dedo. Unta la pierna por completo con el AOVE y salpimienta.

5. Pon la pierna en una bandeja de horno con el lado del muslo mirando hacia abajo. Con una brocha de cocina, unta con la mezcla de ajo, anchoas y romero. Guarda lo que sobre para untarlo después de nuevo.

6. Precalienta el horno a 170 °C con calor arriba y abajo. Añade el agua y el vinagre en el fondo de la bandeja, y mete el cordero en el horno durante 1 hora. Puedes cocinarlo a una temperatura menor, 150 °C, durante 2 horas, pero ve añadiendo agua a medida que vaya secándose.

7. El cordero estará listo cuando alcance una temperatura interna de entre 55 y 60 °C. Si tienes termómetro de cocina, ve midiendo la temperatura en la parte más gruesa de la pierna cada 30 minutos. Cuando haya alcanzado esta temperatura saca la pierna y dale la vuelta. Unta con la pasta de anchoas de nuevo sobre la piel e incorpora un poco más de agua en la bandeja si es necesario.

8. Introduce en el horno de nuevo durante 30 minutos. En los últimos 15 minutos de cocción sube la temperatura del horno

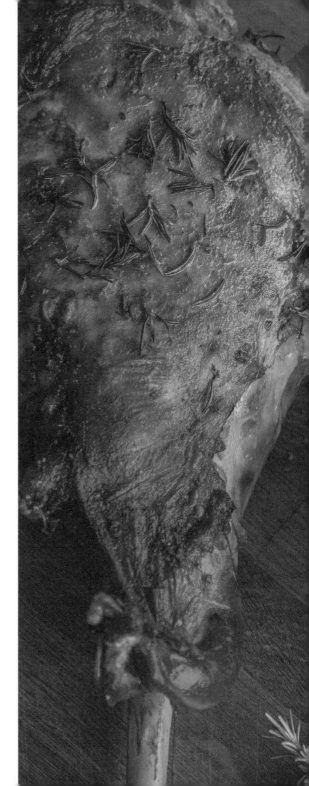

a 220 °C (o cambia el horno a modo grill) y deja que se cocine hasta que adquiera un color dorado.

9. Saca del horno y pasa la pierna con sus jugos a una fuente. Tapa con papel de aluminio y deja que repose al menos durante 15 minutos antes de servir.

10. Sirve entera o cortada, y esparce algunas escamas de sal. Acompaña de patatas hasselback (p. 190) o con una ensalada de invierno (p. 90).

Variantes:

- Sustituye el cordero por una pierna de pavo o de cerdo.

- Añade patatas y cebollas cortadas alrededor de la pierna durante los últimos 30 minutos de la cocción.

Tips:

La temperatura y el tiempo dependerán del tamaño y el grosor la pierna de cordero, pero para una de 2 kg, necesitarás cocinar aproximadamente durante 75 minutos a 170 °C y terminar con 15-20 minutos a 220 °C. Si la pierna pesa más o menos, ajusta los tiempos de cocción. Es importante que esté a temperatura ambiente antes de meterla en el horno.

No tengas miedo de usar anchoa para aderezar el cordero porque no cambiará el sabor, sino que lo potenciará al ser muy rica en glutamato.

47. Hígado encebollado con beicon

 Porciones: 2-3

 Tiempo: 30 minutos

 Comida: (P) (K) (SG)

Ingredientes:

300 g de hígado de ternera fresco
400 g de cebolla blanca o roja
60 g de beicon ahumado
2-3 dientes de ajo
1 g de orégano seco (o de salvia)
1 g de comino molido
1 g pimentón dulce molido
Sal y pimienta al gusto
15 ml de AOVE
5 g de perejil fresco, para servir

Equipo y utensilios:

Tabla de cortar
Cuchillo de chef
Bol grande
Sartén antiadherente grande

Tips:

El secreto de esta receta está en que el hígado esté muy fresco.

Puedes dejar que se marine en la nevera durante unas horas. Luego sigue con el paso 3 de la receta.

Prepara más cantidad y congela por porciones. Cuando lo descongeles evita calentarlo en el microondas, mejor saltéalo en una sartén.

Elaboración:

1. Seca un poco los filetes de hígado con papel absorbente y córtalo en trozos del tamaño de un bocado. Corta la cebolla y el beicon en trozos pequeños y machaca el ajo.

2. Mezcla en un bol grande el AOVE, la mitad del ajo machacado, el orégano, el comino, el pimentón, la sal y la pimienta. Luego añade el hígado y remueve bien.

3. Pon a calentar a fuego medio alto una sartén antiadherente y saltea el beicon unos minutos, hasta que suelte parte de la grasa. Añade la cebolla y el resto del ajo, y deja que se cocine removiendo hasta que queden blandos. Pasa el beicon y la cebolla a un bol dejando gran parte de la grasa en la sartén. Reserva.

4. Sube la temperatura de la sartén y, cuando esté bien caliente, añade el hígado. Saltéalo removiendo durante 3 minutos, hasta que dore por todos los lados.

5. Incorpora la cebolla con el beicon y un poco de sal. Remueve todo y deja que se cocine 1 minuto más.

6. Retira del fuego y deja que repose durante 5 minutos antes de servir.

7. Sirve con el perejil fresco y acompaña con arroz basmati.

Variantes:

- Sustituye el hígado de ternera por hígado de pollo o de cordero.

- Elimina el beicon o cámbialo por 50 g de chorizo desmenuzado.

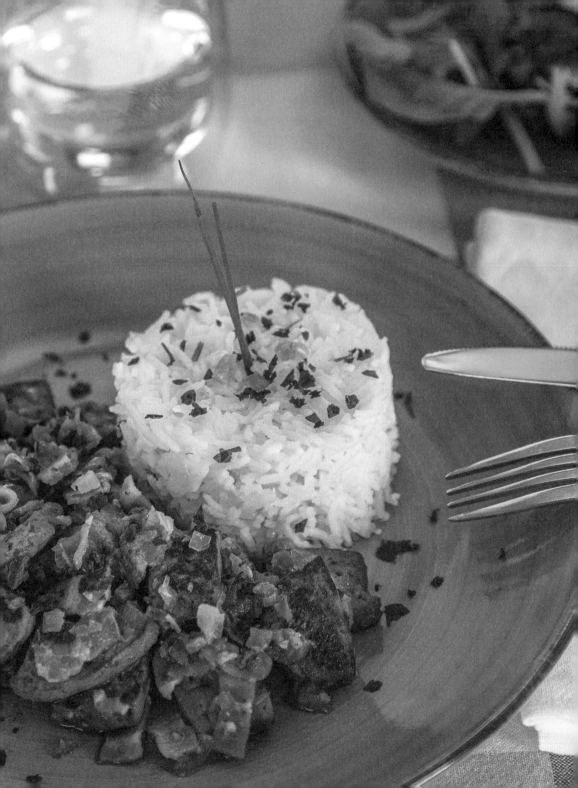

48. Pollo asado (estilo mariposa o listo para la parrilla)

 Porciones: 4-5

 Tiempo: 1 hora 30 minutos

 Comida: (P) (K) (SG)

Ingredientes:

1 pollo entero de 1-2 kg
3 dientes de ajo
15 g de mostaza de Dijon
1 g de romero seco (o fresco)
1 g de tomillo seco (o fresco)
1 g de orégano seco (o fresco)
<1 g de pimienta
1 limón mediano (zumo y piel)
1 ramita de romero, tomillo u orégano fresco (opcional)
3-5 chalotas (opcional)
15 g de AOVE
Sal

Equipo y utensilios:

Tabla de cortar
Cuchillo de chef
Tijeras de cocina
Termómetro
Bol
Bandeja para asar o fuente grande de horno (metal o vidrio)

Elaboración:

1. Limpia el pollo de cualquier resto de plumas en la piel o de órganos internos (en caso de que los tenga, guarda el hígado y el corazón para hacer un caldo).

2. Para hacer el corte parrillero o mariposa, coloca el pollo con la pechuga hacia la tabla de cortar. Sostenlo con firmeza con una mano mientras comienzas a desprender la columna vertebral del pollo con una tijera de cocina, comenzando el corte donde se une el final del muslo con la rabadilla (cola).

3. Sigue cortando lo más cerca posible del hueso de la columna (no sobre esta). Si el corte está muy separado de los huesos de la columna, tropezarás con el del muslo, que será muy difícil de cortar. Si te ocurre esto, mueve la tijera hacia dentro y corta alrededor del hueso del muslo. Luego corta las costillas hasta el cuello para separar por completo un lado de la columna del pollo. Repite este mismo procedimiento por el otro lado, hasta tener el pollo completamente abierto por la espalda. Puedes guardar los huesos de la columna para hacer un caldo de huesos (p. 242).

4. Dale la vuelta al pollo y mete las puntas de las alas debajo de los lados de la pechuga. Luego, con la palma de la mano, presiona la pechuga contra la tabla hasta que quede plana por completo (es probable que oigas que los huesos se fracturan).

5. Para la marinada, pela y machaca los dientes de ajo. Añádelos a un bol junto con la mostaza, las hierbas aromáticas, el zumo, la piel del limón y el AOVE.

6. Pela y corta por la mitad a lo largo las chalotas (si las usas).

7. Seca bien la piel del pollo con papel absorbente. Con los dedos, separa con cuidado la piel de las pechugas y de los traseros. Distribuye el aderezo y frota todo el pollo con él de manera uniforme (incluye la parte inferior) y en especial bajo la piel que has levantado.

8. Cuando el pollo esté embadurnado por completo, sazónalo bien por todos lados con suficiente sal. Deja que se marine al menos durante 15 minutos a temperatura ambiente mientras el horno se precalienta a 180 °C con ventilador.

9. Dispón el pollo en la bandeja de horno con la pechuga y los muslos hacia arriba, y mete debajo las chalotas y las ramitas de hierbas aromáticas.

10. Introduce la bandeja en el horno y deja que se cocine destapado entre 40 y 50 minutos. El pollo estará listo cuando la parte más gruesa de la pechuga registre al menos 68 °C de temperatura.

11. Después de los primeros 25 minutos de cocción mide la temperatura y rocíalo con sus propios jugos. Puedes repetir este procedimiento antes de terminar el tiempo de cocción.

12. Saca el pollo del horno y deja que repose unos minutos descubierto para que la piel no pierda la textura del tostado. Luego corta al gusto.

13. Pasa las chalotas y los jugos de la bandeja a través de un colador de malla fina. Apriétalos contra la malla para extraer el sabor y lograr una salsa rápida. Puedes añadirla al pollo justo antes de servir. Acompaña con una ensalada de verano (p. 86) o patatas doradas con beicon y chalotas (p. 192).

Variantes:

* Puedes cocinar una pechuga o un muslo de pavo de la misma forma.

* Cambia el aderezo por uno estilo BBQ (p. 114). También puedes adobarlo con salsa de soja sin gluten, jengibre, vinagre de arroz y aceite de sésamo para obtener un toque de comida oriental.

Tips:

Para que el pollo quede más jugoso es recomendable dejarlo en salazón (o sumergido en agua con una cucharada grande de sal gruesa) en la nevera desde la noche anterior a su preparación. Si no tienes tiempo, adóbalo y deja que se marine entre 15 minutos y 2 horas fuera de la nevera, para que no esté frío, justo antes de hornear.

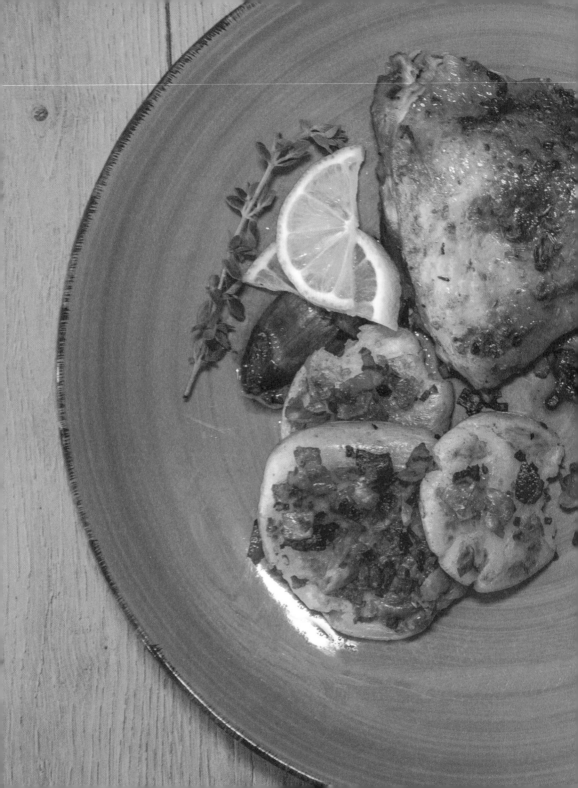

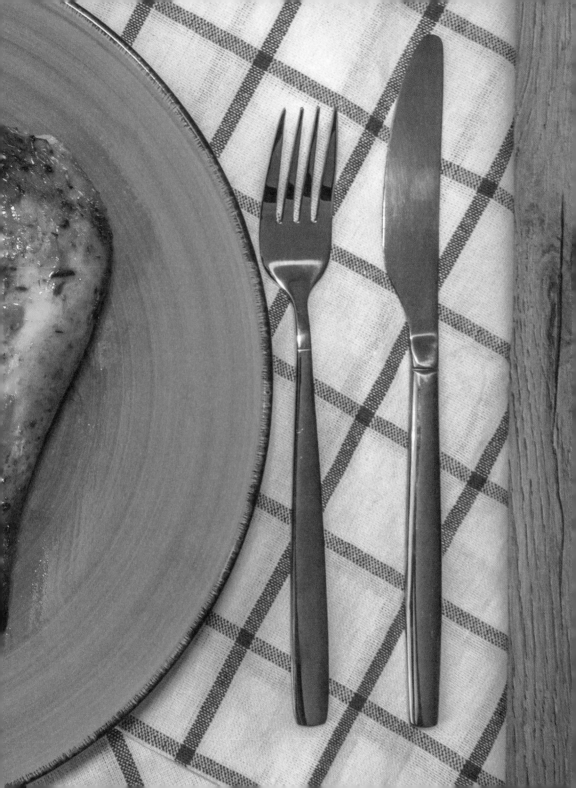

49. Chupe de pollo

 Porciones: 4-6 porciones

 Tiempo: 1 hora

 Comida: (SG)

Ingredientes:

700 g de pechuga de pollo con hueso
o ½ pollo

150 g de cebolla (1 unidad)

1,5-2 l de agua

3-4 dientes de ajo

50 g de puerro (½ unidad)

50 g de granos de maíz tierno (de mazorca
cocida o bote)

300 g de patatas

150 g de espárragos blancos al natural de bote

10 g de cilantro

2-3 g de sal y una pizca de pimienta blanca

Para servir

60 g de queso fresco

30 ml de leche entera o 15 ml de nata
(opcional)

Equipo y utensilios:

Tabla de cortar

Cuchillo de chef

Pelador de verduras

Olla mediana

Olla grande con tapa

Colador de pasta

Procesador de alimentos (opcional)

Tips:

Esta receta cunde bastante y es saludable
y económica. Además, puedes prepararla
con antelación y refrigerarla (sin el queso
ni la leche) durante 1 o 2 días o congelar
por 1 mes.

Elaboración:

1. Limpia el pollo quitándole la piel y la grasa que puedas. Córtalo en piezas si es muy grande.

2. Corta la cebolla en cuatro partes y el puerro por la mitad a lo largo. Corta el cilantro finamente y el queso fresco en cubitos. Machaca los dientes de ajo.

3. Pon el pollo en una olla mediana con 1,5 litros de agua, agrega la cebolla y el puerro. Lleva a ebullición y deja que hierva suavemente entre 40 y 50 minutos.

4. Apaga el fuego y pasa el pollo a un plato. Cuela el caldo en la olla grande para retirar los restos de cebolla y ajo puerro.

5. Cuando el pollo se haya enfriado, separa la carne de los huesos. Luego córtala en cubitos de 1 cm o desmecha con dos tenedores (guarda los huesos para un caldo, ver p. 242).

6. Pela y corta las patatas en trozos pequeños. Colócalas en la olla junto con el caldo, el maíz, los ajos machacados, la sal y la pimienta. Añade 500 ml de agua y lleva a ebullición. Luego baja la temperatura hasta que burbujee ligeramente. Cocina hasta que las patatas se ablanden.

7. Mientras tanto, mete los espárragos escurridos en una batidora o procesador de alimentos y bate hasta obtener una pasta. Añádela al caldo junto con el pollo y el cilantro. Cocina 5 minutos más, ajusta la sal si es necesario, tapa y apaga el fuego.

8. Para servir añade el queso y la leche, y deja que repose en la olla tapada durante 2 minutos. Remueve y sirve cada plato con un poco de cilantro para adornar.

Variantes:

• Cambia el pollo por gambas y las patatas por coliflor o chayote.

• No incluyas el maíz en caso de que no te guste.

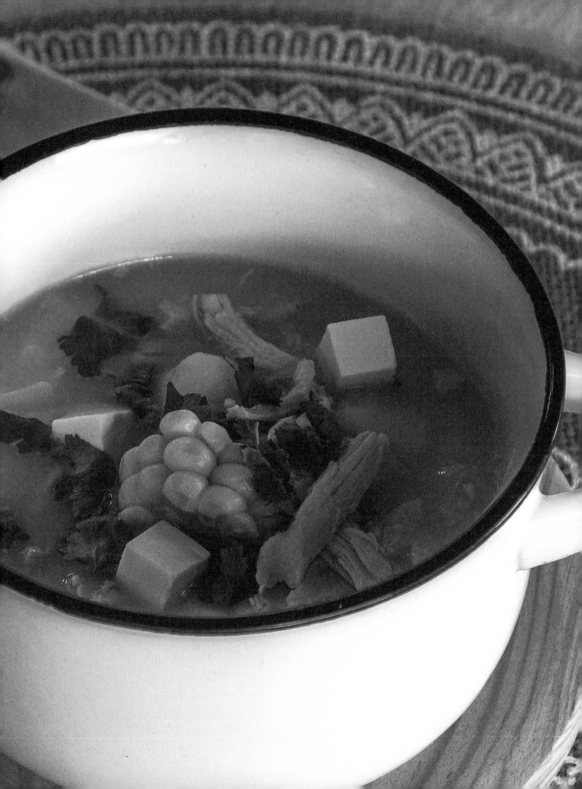

50. Pollo Satay

 Porciones: 8 brochetas Tiempo: 40 minutos Comida: (P) (SG)

Ingredientes:

600 g de pechuga de pollo entera sin hueso
150 g de pimiento rojo o verde
15 ml de AOVE
5 g de cilantro fresco, para servir

Marinada

25 g de azúcar de coco
15 ml de salsa de soja (sin gluten)
12 g de jengibre fresco
1 diente de ajo
2-3 g de curri (suave o picante)
5 g de cilantro fresco (o 10 semillas de cilantro)
15 ml de zumo de limón
25 g de cebolla blanca
10 g de crema de cacahuetes (opcional)
10 ml de AOVE

Equipo y utensilios:

Tabla de cortar
Cuchillo de chef
Procesador de alimentos
Bol
8-10 palitos para brochetas
Plancha o parrilla

Tips:

Esta receta es perfecta para un menú de barbacoa.

No marines el pollo durante más de 20 minutos. Si vas a prepararlo por adelantado y dejarlo más tiempo, no uses limón en la marinada; puedes añadirlo durante la cocción.

Elaboración:

1. Prepara la marinada poniendo todos los ingredientes en un procesador de alimentos. Procésalos hasta que estén casi triturados. Reserva.

2. Limpia el pollo quitándole la piel y el exceso de grasa. Córtalo en cubos de 2 × 2 cm más o menos. Corta el pimiento en trozos similares a los de pollo.

3. Pon el pollo en un bol y añade la marinada. Mezcla todo y deja que se marine entre 10 y 20 minutos.

4. Pon a remojar los palillos de las brochetas en agua si son de madera.

5. Escurre los cubos de pollo de la marinada y ensártalos en los palitos de brocheta intercalando un cubo de pollo con un trozo de pimiento. Una buena porción es de 4 a 5 cubos de pollo por brocheta (80-100 g totales de pollo, más o menos).

6. Pon una plancha a fuego fuerte y engrásala con AOVE. Cuando esté bien caliente coloca las brochetas y deja que se cocine durante 1 o 2 minutos por cada lado, hasta que se doren y estén cocidas por dentro.

7. Sirve las brochetas con cilantro cortado pequeño y acompaña con arroz basmati, aguacate y mermelada de tomates y pimientos (p. 54).

Variantes:

- Puedes preparar estas brochetas con solomillo de ternera, cerdo o pavo. Para una versión picante añade a la marinada 10 g de guindilla fresca o en conserva.

- Cambia el azúcar de coco por 5 g de eritritol para una dieta baja en carbohidratos o cetogénica.

- **Variante vegana**: Sustituye el pollo por tofu firme.

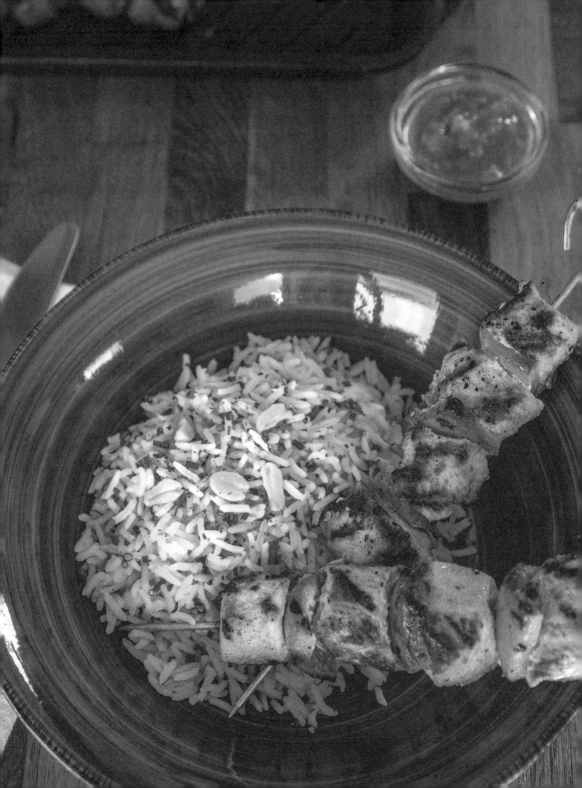

51. Hamburguesas de pavo y mozzarella

 Porciones: 4 de 150 g | Tiempo: 30 minutos | Comida: (K) (SG)

Ingredientes:

400 g de solomillo picado de pavo
150 g de cebolla dulce
2-3 dientes de ajo
60 g de queso mozzarella rallado fino
10 g de perejil fresco
2 g de tomillo seco
<1 g de canela molida
10 ml de AOVE
5 g de harina de almendras
Sal y pimienta al gusto

Salsa de yogur
150 ml de yogur natural
10 ml de AOVE
Unas gotas de zumo de limón
50 g de cebollino o cebolla
10 g de cilantro fresco
5 g de hojas de menta o hierbabuena fresca
Sal

Equipo y utensilios:

Tabla de cortar
Cuchillo de chef
Rallador
Procesador de alimentos (opcional)
Sartén antiadherente mediana
Bote de vidrio con tapa

Elaboración:

1. Para preparar la salsa de yogur corta finamente el cebollino, el cilantro y las hojas de menta. Mézclalas con el yogur, el AOVE, las gotas de limón y la sal en un bote de vidrio. Tapa y bate vigorosamente. Reserva en la nevera.

2. Ralla la cebolla por el lado grueso del rallador y corta finamente el perejil fresco. Machaca los ajos y mézclalos con el tomillo, la canela y el AOVE. También puedes colocar estos ingredientes en un procesador y procesar con pulsaciones sin llegar a licuarlos.

3. Mezcla en un bol la carne picada, el queso mozzarella rallado, la cebolla, el perejil, el ajo con el AOVE, las especias y la harina de almendras. Salpimienta bien y amasa hasta que se integren todos los ingredientes.

4. Divide la masa en 4-6 porciones y da forma a las hamburguesas. Si la masa no se compacta, puedes añadir un poco más de harina de almendras o de AOVE.

5. Precalienta una sartén o plancha a fuego medio alto con unas gotas de AOVE. Pon las hamburguesas en la sartén con la ayuda de una espátula. Cocina durante 3 o 4 minutos por lado, aunque el tiempo dependerá del grosor.

6. Cuando las hamburguesas estén listas, pásalas a un plato y espera a que reposen unos minutos antes de servir con la salsa de yogur. Acompaña con boniatos (p. 186), hash de yuca (p. 184) y cualquier ensalada fresca.

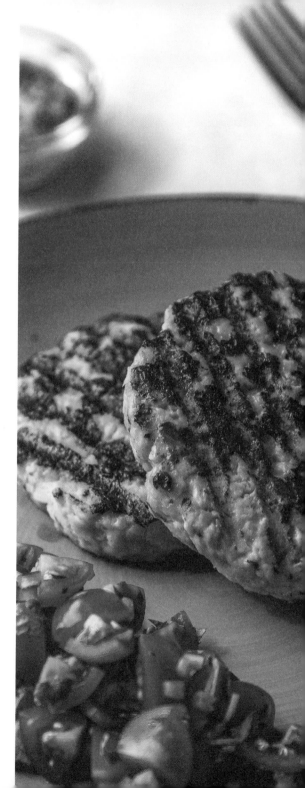

Variantes:

- Cambia el pavo por carne de ternera o cordero. Sustituye el queso por queso feta.

- Sustituye la salsa de yogur por mayonesa o mostaza y miel (casera).

- **Variante vegana:** Sustituye la carne picada por garbanzos y el queso mozzarella por su versión vegana.

Tips:

No sustituyas ni el queso ni la cebolla rallada en esta receta; estos ingredientes aportan la jugosidad adecuada a una carne tan magra como la del pavo.

Esta receta está muy bien para reuniones con amigos porque puedes tenerla lista de antemano para poner a la parrilla o simplemente recalentarla un poco en la plancha.

Estas hamburguesas se conservan muy bien congeladas.

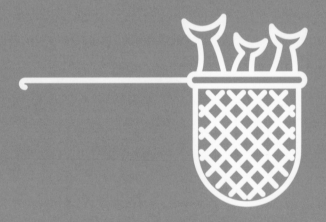

Pesca

El pescado ha tenido siempre un papel importante en nuestra dieta. Las grandes sociedades crecieron alrededor de grandes masas de agua. Mares, ríos y lagos eran fuentes inagotables de alimentos saludables.

La importancia de la pesca también nos movió a innovar: en el agua reemplazamos las lanzas por los anzuelos y más tarde por las redes. Construimos barcos especializados que nos permitían alejarnos de la orilla y capturar grandes especies marinas.

Muchos antropólogos afirman que la rápida expansión de nuestro cerebro habría sido imposible sin dosis elevadas de DHA, un tipo de omega-3 abundante en el pescado. Todo apunta, por tanto, a que el gran salto cognitivo del cerebro se produjo en la intersección entre la tierra y el agua. Los mares y los lagos fueron esenciales para la supervivencia, y sin el alimento que nos ofrecían quizá no hubiera prosperado nuestra inteligencia.

La evidencia actual respalda esta hipótesis y el consumo frecuente de pescado se asocia con una mejor salud mental y un mayor volumen de materia gris. Aunque solemos destacar su aporte de omega-3, el pescado es buena fuente de otros nutrientes importantes para el cerebro, como cinc, yodo o selenio.

Por desgracia, los mares actuales no están tan limpios como en el Paleolítico. Entre los compuestos con los que debemos tener cuidado destaca el mercurio. Es un metal pesado, como el hierro y el cinc, pero, a diferencia de estos, el cuerpo no lo necesita para nada y a partir de cierto umbral resulta tóxico.

Los peces acumulan metilmercurio, más peligroso que el mercurio inorgánico. A mayor tamaño y edad, más mercurio acumularán. Cuando el pez grande se come al pequeño incorpora también su carga de mercurio. Al ingerir mercurio nuestro sistema de desintoxicación intenta librarse de él, y puede lidiar sin problemas con cantidades pequeñas. Si la ingesta de metilmercurio aumenta, se deposita gradualmente en los riñones y afecta al sistema cardiovascular. Sin embargo, el efecto más perverso lo ejerce sobre el cerebro, al cruzar la barrera hematoencefálica. Atraviesa también con facilidad la placenta y podría dañar al feto, de ahí la cautela durante el embarazo.

Por suerte, el pescado es rico en selenio, que se une al mercurio y reduce su toxicidad. En cualquier caso, es recomendable priorizar los pescados con menor cantidad de mercurio, como sardinas, salmón, merluza o trucha. Eso no implica que no puedas disfrutar otros como el atún o la lubina, pero no los comas a diario.

Por su parte, los moluscos, como las almejas, las ostras y los mejillones, siempre formaron parte de nuestra dieta y podríamos considerarlos pequeñas bombas nutricionales.

(Recetas de la 52 a la 60).

52. Pescado a la sal

 Porciones: 2-3

 Tiempo: 10 minutos
+ 25 minutos de horno

 Comida: (P) (K) (SG)

Ingredientes:

1 lubina o corvina entera fresca con escamas y destripada (al menos de 700 g)

1 kg de sal marina gruesa

1 huevo

400 ml de agua (aprox.)

½ limón

7 ml de AOVE

5 g de perejil fresco, para servir

Equipo y utensilios:

Bol grande

Bandeja de horno grande

Espátula grande

Tips:

El tiempo de horno varía dependiendo del tamaño del pescado. Sabrás que está listo cuando el ojo se ponga blanco.

Elaboración:

1. Seca el pescado con papel absorbente. Corta el limón en rodajas y colócalas en el vientre del pescado.

2. Precalienta el horno a 200 °C con ventilador. En caso de que no utilices una bandeja antiadherente, cubre el fondo con papel de hornear.

3. Pon en un bol grande la sal (toda) y el huevo batido con el agua. Mezcla hasta que la sal tenga una textura de arena húmeda de playa.

4. Pon una capa fina de sal sobre la bandeja haciendo una especie de cama del tamaño del pescado. Dispón el pescado sobre ella y cúbrelo por completo con la sal restante, con excepción del ojo.

5. Mete en el horno y deja que se cocine durante 25 minutos. La sal debe estar dura y el ojo del pescado blanco. Saca el pescado del horno y deja que repose unos minutos mientras cortas finamente el perejil.

6. Para servir el pescado rompe la capa de sal con un cuchillo o espátula con cuidado de no romper la piel. Retira la mayor cantidad de sal del lomo del pescado. Luego levanta la piel (debe desprenderse con facilidad) y saca la carne.

7. Quita la cabeza y el espinazo, y saca el lomo del otro lado del pescado.

8. Añade sobre la carne un chorrito de AOVE, el perejil y unas gotas de zumo de limón (opcional). Sirve con unos chips de yuca (p. 188) o con unos tostones saludables (p. 62).

Variantes:

*   Usa cualquier pescado grande de carne blanca firme.

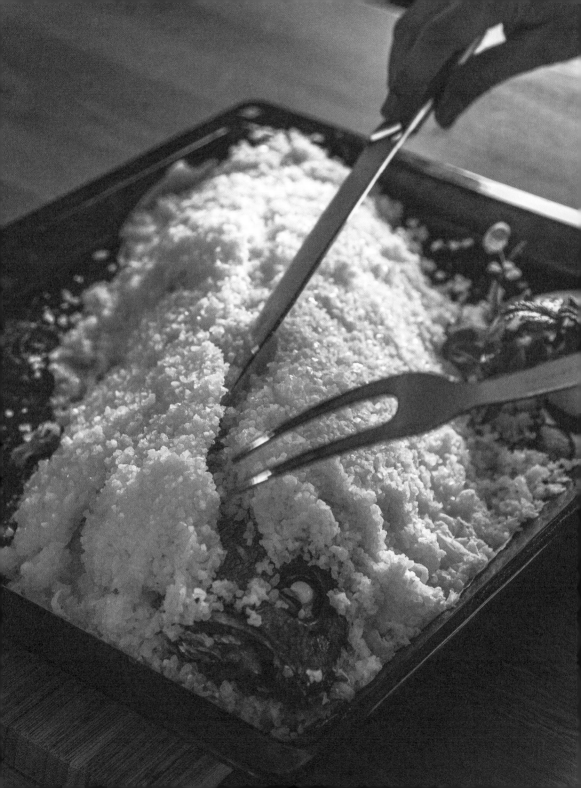

53. Pescado con costra de almendras y parmesano

 Porciones: 2

 Tiempo: 20 minutos

 Comida: (K) (SG)

Ingredientes:

400 g de pescado de carne blanca con piel (2 filetes gruesos)

20 g de mantequilla

30 g de almendras fileteadas

20 g de queso parmesano

El zumo y la ralladura de ½ limón

Hojas de perejil para servir (opcional)

Sal y pimienta al gusto

Equipo y utensilios:

Rallador

Fuente de horno

Bol pequeño

Termómetro (opcional)

Tips:

Intenta que el pescado esté lo más fresco posible, sin olores y con la piel firme.

Esta receta es mejor consumirla enseguida porque la costra pierde textura.
No obstante, si te sobra, es mejor recalentar el pescado en una sartén y no en el microondas.

Elaboración:

1. Suaviza la mantequilla en el microondas durante unos segundos.

2. Ralla el queso parmesano por el lado más fino del rallador.

3. Precalienta el horno a 170 °C con ventilador. Si no utilizas una bandeja o fuente antiadherente, cubre el fondo con papel de hornear.

4. Pon en un bol la mantequilla, las almendras fileteadas, el queso parmesano y la ralladura de limón. Mezcla todo hasta obtener una especie de masa suave.

5. Seca los filetes de pescado con papel absorbente. Luego salpiméntalos al gusto.

6. Dispón el pescado en la fuente de horno con la piel hacia abajo y cubre toda la superficie con la masa de mantequilla y almendras.

7. Mete en el horno y deja que se cocine hasta que la costra de almendras comience a dorarse (entre 10 y 12 minutos). El pescado debe alcanzar una temperatura interna de 60 °C.

8. Agrega las gotas del zumo de limón y sirve de inmediato con perejil cortado. Acompaña de patatas hasselback (p. 190) o boniatos aromatizados (p. 186).

Variantes:

- Utiliza cualquier pescado de carne blanca de temporada.

- Varía la costra usando otros frutos secos, como nueces o pistachos.

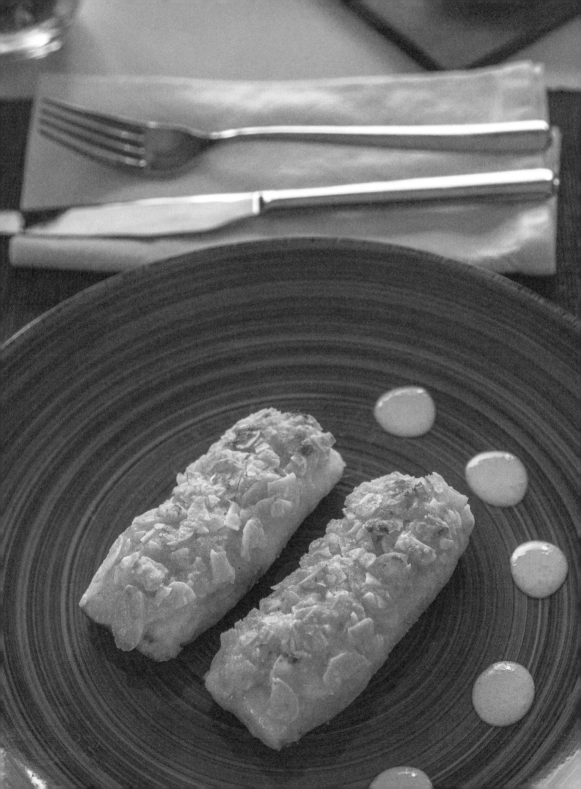

54. Ceviche (el básico)

 Porciones: 2-3

 Tiempo: 10 minutos
+ 15 minutos de marinada

 Comida: (P) (SG)

Ingredientes:

300 g de lomo de corvina sin piel
ni espinas
100 g de piña
30 g de cebolla roja
30 g de pimiento rojo
3 rabanitos
1 guindilla (opcional)
250 ml de zumo de limón o de lima
100 ml de zumo de naranja
10 ml de salsa de pescado (opcional)
Sal y pimienta al gusto
10 g de cilantro fresco

Para servir

10 g de cacahuetes o anacardos tostados
30 g de aguacate

Equipo y utensilios:

Tabla de cortar
Cuchillo de chef
Bol grande
Espátula

Tips:

El secreto de esta receta es que el pescado
esté lo más fresco posible.

No dejes el pescado más del tiempo
del indicado en limón o adquirirá textura
gomosa.

Corta las verduras lo más finas posible
para que no opaquen el sabor del
pescado.

Elaboración:

1. Corta la piña en cubos de 1 cm, la cebolla en juliana, el pimiento rojo (y la guindilla) en bastones finos y cortos, y los rabanitos en rodajas finas.

2. Corta el cilantro finamente y resérvalo para servir.

3. Pon en un bol la piña, la cebolla, el pimiento y la guindilla. Añade el zumo de limón y el de naranja, la salsa de pescado y la sal. Remueve todo y deja que repose unos minutos.

4. Corta el pescado en trozos del tamaño de un bocado (1-2 cm por lado) y pásalo al bol con los vegetales. Remueve muy bien para impregnar el pescado con los zumos. Deja que se marine durante 15-20 minutos. Por último, añade los rabanitos y la mitad del cilantro fresco.

5. Escurre parte del líquido de la marinada y sirve el ceviche junto con los vegetales. Esparce por encima los anacardos y lo que resta del cilantro fresco.

6. Acompaña con tostones (p. 62), una bandeja de raíces y bulbos (p. 48) o una ensalada superverde (p. 82).

Variantes:

- Puedes utilizar otro pescado de carne blanca (dorada, lubina, etc.) o hacer una versión con salmón o gambas cocidas.

- Añade más guindillas o pimentón para una versión del ceviche picante.

- **Variante vegana**: Sustituye el pescado por alubias blancas grandes o por garbanzos cocidos y reduce la cantidad de limón.

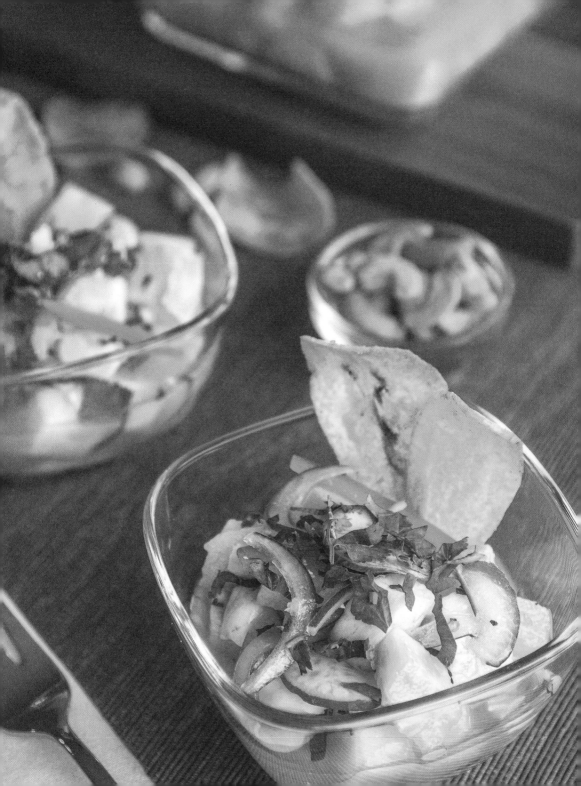

55. Salmón & Co.

 Porciones: 2 | Tiempo: 15 minutos | Comida: (P) (K) (SG)

Ingredientes:

400 g de lomo de salmón fresco con piel
10 ml de AOVE
Sal y pimienta al gusto
30 g de mantequilla
100 g de cebolla roja (o 3 chalotas)
1 diente de ajo
30 g de alcaparras pequeñas
10 ml de zumo de limón
5 g de perejil o eneldo fresco
10 g de pistachos tostados, para servir

Equipo y utensilios:

Tabla de cortar
Cuchillo de chef
Colador
Sartén pequeña
Sartén mediana o plancha
Termómetro (opcional)

Tips:

El secreto de esta receta es que el pescado esté lo más fresco posible y evitar su sobrecocción.

Puedes preparar todo en la misma sartén: cocina primero el salmón, desecha el exceso de grasa que desprende en la cocción y luego prepara la salsa de mantequilla.

Elaboración:

1. Corta el lomo de salmón en dos filetes si está entero. Sécalos con papel absorbente y salpimiéntalos al gusto.

2. Enjuaga las alcaparras con agua corriente, escúrrelas y colócalas sobre papel absorbente.

3. Corta la cebolla, el ajo y el perejil finamente y corta los pistachos en trozos.

4. Pon una sartén a fuego medio. Añade la mantequilla, espera a que se derrita y agrega la cebolla. Sin dejar de remover, sofríela durante 30 segundos; luego, incorpora el ajo y las alcaparras, y deja que se cocine 30 segundos más.

5. Baja el fuego y añade el zumo de limón y la mitad del perejil. Remueve y deja que se cocine a fuego bajo durante 3 minutos. Tapa y reserva.

6. Pon otra sartén con AOVE a fuego medio. Cuando esté caliente dispón los filetes de salmón en la sartén con la piel hacia abajo. Cocina entre 4 y 6 minutos hasta que la piel se dore. Da la vuelta a los lomos con cuidado y deja que se cocinen 2 minutos más. El salmón estará listo cuando la temperatura interna en la zona más gruesa del lomo alcance 50 °C.

7. Sirve los lomos con la salsa de mantequilla y los trozos de pistacho. Acompaña con arroz pilaf (p. 158) o ensalada de primavera (p. 84).

Variantes:

*   Cambia el salmón por trucha u otro pescado graso.

*   Pon aceitunas negras en vez de alcaparras, zumo de naranja en lugar de zumo de limón, y almendras fileteadas.

*   En vez de mantequilla añade un poco de AOVE y termina con un poco de nata para aportarle más cremosidad.

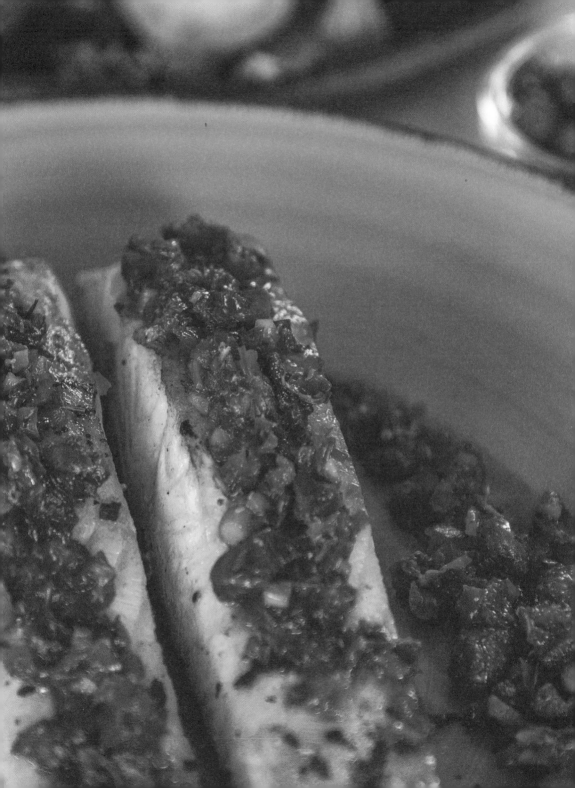

56. Canelones de puerro de salmón y requesón

 Porciones: 2-3
(12-16 canelones)

 Tiempo: 1 hora

 Comida: (SG) (K)

Ingredientes:

1 puerro entero grande

200 g de salmón fresco sin piel

100 g de espinacas baby

200 g de requesón con sal

<1 g de eneldo o estragón seco

10 ml de AOVE

Sal y pimienta blanca al gusto

30 g de queso parmesano u otro para gratinar (opcional)

Almendras fileteadas tostadas o albahaca fresca para servir

Bechamel sin harina

250 ml de leche (o bebida vegetal)

15 g de kuzu

15 g de mantequilla

<1 g de nuez moscada

Una pizca de sal

Equipo y utensilios:

Tabla de cortar

Cuchillo de chef

Bol mediano

Sartén mediana antiadherente

Olla pequeña

Varillas

Bandeja de horno de borde alto

Elaboración:

1. Corta la parte verde y la base de la raíz del puerro y retira la hoja exterior de cada uno. Corta la parte blanca en cilindros de 4-6 cm aproximadamente.

2. Empuja o saca con cuidado las capas internas de cada cilindro de puerro hasta dejar solo 2 o 3 capas exteriores. Estas quedarán en forma de tubos o canelones. Trata de sacar al menos 12-16 tubos. Corta finamente las capas internas que retiraste y resérvalas para el relleno.

3. Elimina el exceso de humedad del salmón con papel absorbente y salpiméntalos.

4. Pon una sartén con AOVE a calentar a fuego medio. Cocina los lomos de salmón por ambos lados, sin freír, hasta que la carne se deshaga fácilmente con una espátula. Aparta el salmón a un lado en la misma sartén y añade los puerros cortados y el eneldo, cocina 2 minutos removiendo de vez en cuando y luego mezcla con el salmón. Cocina hasta que el puerro esté suave y añade las espinacas crudas en tandas para integrarlas.

5. Pasa la mezcla de salmón, puerro y espinacas a un bol. Agrega el requesón, una pizca de sal y pimienta al gusto, mezcla bien hasta tener una especie de pasta.

6. Engrasa un molde alto apto para horno con un poco de AOVE o de mantequilla.

7. Rellena cada canelón con la pasta anterior y colócalos ordenados en la bandeja. Reserva mientras preparas la salsa bechamel.

8. Pon la leche a calentar a fuego medio con un poco de sal. Añade la mantequilla y la nuez moscada rallada.

9. Disuelve el kuzu en 15 ml de agua fría hasta que no queden grumos. Cuando la leche esté caliente y la mantequilla derretida, incorpora poco a poco el kuzu removiendo continuamen-

te con una varilla para evitar que se formen grumos. Deja que se cocine sin dejar de remover hasta que la leche esté a punto de hervir y adquiera consistencia de crema. Retira del fuego.

10. Cubre los canelones con la salsa bechamel y luego esparce el queso rallado por encima.

11. Precalienta el horno a 200 °C. Hornea los canelones 20 minutos o hasta que el queso se dore.

12. Saca del horno, esparce las almendras y la albahaca fresca cortada por encima y sirve.

Variantes:

- Puedes prepararlos sin salmón o sustituir el salmón por bacalao.

- Cambia el relleno por pollo o atún y sustituye la bechamel por una salsa arrabiata (p. 56)

- **Variante vegana**: Rellena los canelones con la boloñesa de soja texturizada (p. 224) y convierte la bechamel en vegana usando una bebida vegetal y margarina.

Tips:

Si los puerros son muy delgados o es difícil rellenar los canelones, haz una incisión a lo largo en cada tubo y desenvuelve 3 hojas exteriores. Coloca el relleno en un borde de las hojas, enróllalas otra vez como un taco o crepe dejando la «costura» de las hojas hacia abajo para que mantenga la forma y no se salga el relleno.

Puedes preparar esta receta con anticipación, guardarla en la nevera y hornear antes de servir.

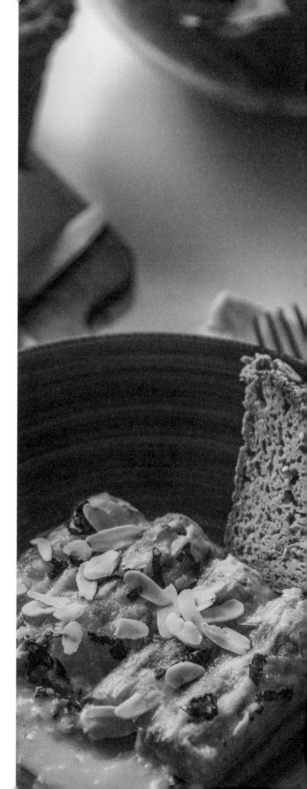

57. Trucha con jamón y picada

 Porciones: 2

 Tiempo: 10 minutos
+ 15 minutos de horno

 Comida: (P) (K) (SG)

Ingredientes:

2 truchas medianas evisceradas y abiertas
4 lonchas de jamón ibérico
10 ml de AOVE
Sal al gusto

Picada

15 g de perejil
40 ml de AOVE
>1 g de azafrán en hebras (o molido)
1 diente de ajo
15 g de avellanas tostadas y peladas sin sal
1 g de sal

Equipo y utensilios:

Tabla de cortar
Cuchillo de chef
Bandeja de horno
Procesador de alimentos
Palillos
Bol
Bol apto para microondas

Tips:

El secreto de esta receta es que el pescado esté lo más fresco posible.

Es una receta fácil, rápida y rica. Con los restos de trucha puedes preparar ensaladas o revueltos.

Elaboración:

1. Para la picada, coloca las hebras de azafrán y el diente de ajo en un bol apto para microondas. Mete en el microondas y deja que se cocine a potencia media durante 30 segundos.

2. Pon el ajo pelado, el azafrán, el perejil limpio y deshojado, el AOVE y las avellanas en el procesador de alimentos. Procesa mediante pulsaciones hasta que quede todo cortado pero no triturado.

3. Limpia y seca bien las truchas con papel absorbente.

4. Precalienta el horno a 200 °C con ventilador. Si no usas una bandeja de horno antiadherente, cubre el fondo con papel de hornear.

5. Pon en el interior de cada trucha dos lonchas de jamón y cierra la abertura del abdomen con unos palillos para que no se salga.

6. Dispón las truchas sobre la bandeja de horno y úntales la piel con AOVE y sal. Añade parte de la picada por encima y reserva un poco para servir.

7. Hornea durante 10-15 minutos (depende del tamaño de las truchas). Durante los últimos 5 minutos cambia el horno a función grill para que se dore la piel de las truchas.

8. Saca del horno, retira los palillos y sirve con el resto de la picada. Acompaña con patatas, arroz pilaf (p. 158), chips de yuca cocida (p. 188) o una caponata (p. 38).

Variantes:

- Cambia la trucha por una lubina entera.

- Cambia la picada por un mojito de cilantro fresco (ver receta de chips de yuca p. 188).

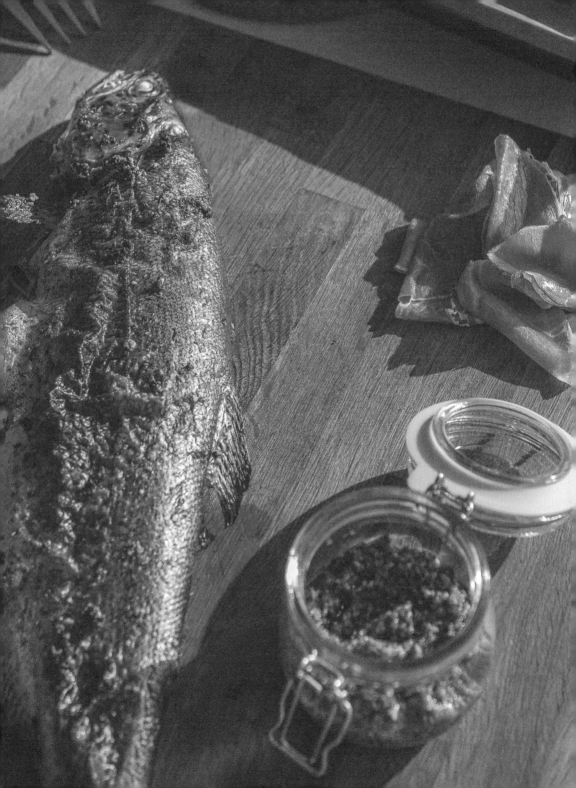

58. Rollos vietnamitas de gambas

 Porciones: 3-4

 Tiempo: 45 minutos

 Comida: (SG)

Ingredientes:

50 g de pasta fina de arroz (pesada en seco)

170-200 g de gambas peladas y cocidas

70 g de zanahoria

30 g de pimiento rojo

80 g de hojas de lechuga

2 g de hojas de hierbabuena

2 g de hojas de cilantro

2 g de cebollino

100 g de aguacate (opcional)

6-8 hojas redondas de papel de arroz (de 22 cm de diámetro)

Salsa hoisin de cacahuetes

60 ml de salsa de soja (sin gluten)

40 ml de agua tibia

30 g de crema de cacahuete

5 g de azúcar de coco (o edulcorante)

20 ml de vinagre de arroz o de manzana

1 diente de ajo machacado

5 ml de aceite de sésamo

1 guindilla u hojuelas de pimentón picante (opcional)

Una pizca de pimienta negra

5 g de cacahuetes tostados

Equipo y utensilios:

Tabla de cortar

Cuchillo de chef

Olla grande

Colador

Batidora de mano (opcional)

Elaboración:

1. Rehidrata la pasta de arroz: Remoja los fideos en agua hirviendo durante 3 o 4 minutos, luego pásalos a un colador y enfríalos un poco con agua corriente. Deja que escurran hasta que vayas a montar los rollos.

2. Seca las gambas con papel absorbente y córtalas por la mitad a lo largo (lomo).

3. Corta las zanahorias y el pimiento rojo en tiras o bastones muy finos.

4. Lava las hojas de lechuga, córtalas por la mitad larga y quítales las partes duras del tallo. Corta el cebollino en dos y separa las hojitas de hierbabuena y de cilantro del tallo.

5. Acomoda todos estos ingredientes en una bandeja para que sea más fácil rellenar los rollitos. Usa entre ⅙ y ⅛ de cada ingrediente para llenar cada rollito.

6. Echa de 1 a 2 cm de agua tibia en un plato hondo o recipiente donde quepa cómodamente el papel de arroz. Sumerge el papel y espera a que comience a ablandarse. Sácalo del agua con cuidado, deja que escurra un poco y pásalo rápidamente a una superficie lisa y seca, como una tabla de cortar.

7. Dispón en el centro del papel de arroz un trozo de lechuga y, encima, una porción de la pasta de arroz. Luego coloca algunos bastones de zanahoria y de pimiento, y un trozo de aguacate. Por último, agrega las hojas de cebollino, de cilantro y de hierbabuena.

8. Dobla la parte inferior del papel de arroz sobre el relleno y luego dobla los lados izquierdo y derecho asegurándote de que el relleno quede envuelto.

9. En la parte superior que falta por doblar coloca las 4 mitades de gambas horizontalmente con el lado naranja hacia abajo.

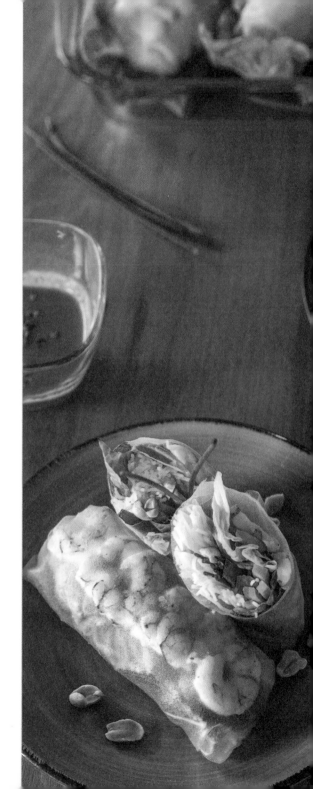

Coge el rollo por el relleno y sigue enrollándolo sobre las gambas hasta cerrarlo. Repite este procedimiento hasta acabar con el relleno (de 6 a 8 rollos). Pasa los rollos a una bandeja.

10. Prepara la salsa hoisin. Corta finamente la guindilla y los cacahuetes tostados. Combina todos los ingredientes en un bote de cristal, tapa y bate vigorosamente hasta que emulsione.

11. Sirve los rollos cortados diagonalmente en mitades junto con la salsa. También pueden ser la entrada de un poke bowl (p. 160) o un pescado a la sal (p. 134).

Variantes:

- Cambia las gambas por salmón ahumado o por tiritas de pechuga de pollo cocidas.

- Añade o quita verduras en función de las que más te gusten.

- Sustituye el aderezo por salsa de soja, miel, zumo de naranja natural y aceite de sésamo.

- **Variante vegana:** Sustituye las gambas por bastones de tofu a la plancha marinados con un poco de salsa de soja, jengibre y pimentón ahumado.

Tips:

Esta es una receta fantástica para compartir con amigos. Se puede preparar por adelantado y guardar en la nevera en un envase hermético. Ideal para reciclar restos de verduras que tengamos en casa. Añade aguacate solo si vas a consumirlos el mismo día.

59. Mejillones al vapor con tomate y ajo

 Porciones: 2-4 | Tiempo: 35 minutos | Comida: (P) (SG)

Ingredientes:

1 kg de mejillones con concha
20 g de mantequilla o 15 ml de AOVE
2 chalotas
2 dientes de ajo
200 g de tomates cherry (o de tomates troceados en conserva)
10 g de pasta de tomate concentrada
150 ml de caldo o fumet de pescado
10 ml de vinagre de manzana (o 30 ml de vino blanco)
1 ramita de tomillo (o >1 g seco)
Sal y pimienta blanca al gusto
Perejil fresco o cebollino para servir

Equipo y utensilios:

Tabla de cortar
Cuchillo de chef
Olla grande con tapa
Colador

Elaboración:

1. Lava los mejillones en un colador grande bajo el agua corriente. Los mejillones crudos deben estar vivos cuando los cocines; desecha aquellos que estén partidos o abiertos.

2. Corta finamente las chalotas, el ajo y el perejil, y reserva este último para el momento de servir. Corta los tomates cherry por la mitad.

3. Calienta una olla grande a fuego medio y añade la mantequilla. Cuando se derrita agrega las chalotas y saltéalas durante 1 minuto. Luego añade el ajo y el tomillo, y deja que se cocine todo durante 1 minuto más.

4. Añade el fumet de pescado, el vinagre y la pasta de tomate, y remueve hasta que se integre todo. Luego incorpora los tomates y los mejillones, muévelos y tapa la olla. Cocina al vapor entre 3 y 5 minutos o hasta que todos los mejillones estén abiertos y cocidos.

5. Esparce la sal, la pimienta y el perejil por encima, y remueve todo de nuevo para impregnar los mejillones con el líquido.

6. Sirve caliente en cuencos. Acompaña con unas tortitas crocantes de patatas (p. 232).

Variantes:

- Sustituye los tomates y la pasta de tomate por pimientos rojos, pasta de curri y leche de coco. Reemplaza el perejil por cilantro.

- Saca los mejillones de las conchas, añade nata fresca y tendrás una excelente salsa para acompañar un pescado o una pasta.

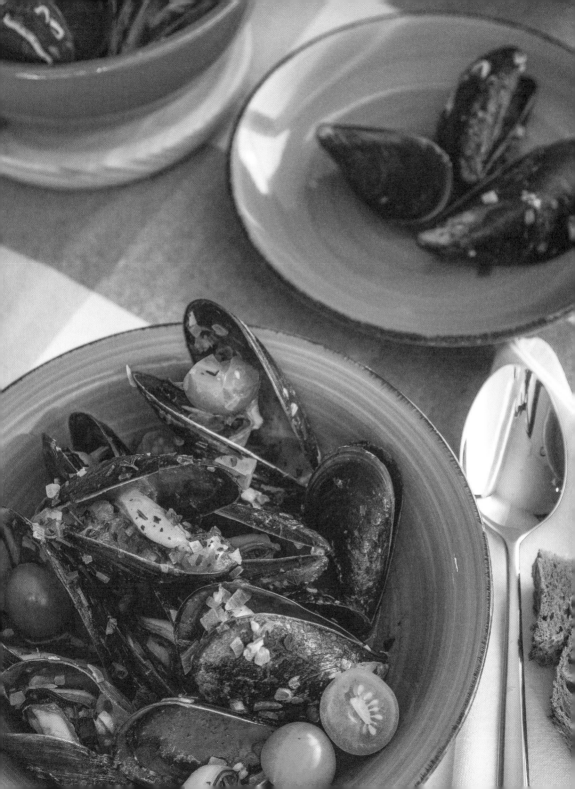

60. Sopa (o chowder) saludable de pescado y mariscos

 Porciones: 2-4

 Tiempo: 35 minutos

 Comida: (SG)

Ingredientes:

100 g de cebolla dulce
50 g de apio (o hinojo)
2 dientes de ajo
300 g de patata (o coliflor)
100 g de zanahoria (opcional)
15 g de mantequilla o AOVE
500 ml de caldo de pescado
500 ml de agua
200 g de gambas medianas crudas y peladas
300 g de bacalao fresco o a punto de sal
60 g de almejas al natural en conserva
1 hoja de laurel
<1 g de tomillo seco
Sal y pimienta blanca al gusto
30 g de yogur griego natural
Perejil fresco o cebollino, para servir

Equipo y utensilios:

Tabla de cortar
Cuchillo de chef
Pelador de verduras
Olla grande con tapa
Colador
Batidora de mano (opcional)

Tips:

Quizá no haga falta corregir el punto de sal al final de la elaboración porque ya tienen sal el caldo, el bacalao (si es desalado) y el agua de la conserva de las almejas. Si queda un poco salado, el yogur suavizará el sabor.

Elaboración:

1. Corta finamente la cebolla, el apio y el ajo. Pela la patata y la zanahoria, y córtalas en trozos del tamaño de un bocado. Pica finamente el perejil y resérvalo para el momento de servir.

2. Corta el bacalao en trozos y retira la piel y las espinas.

3. Pon una olla a fuego medio y añade la mantequilla. Cuando se derrita, agrega la cebolla, el apio, el ajo y el tomillo seco, y sofríe todo durante 3 minutos. Luego añade la patata y la zanahoria, y deja que se cocinen durante 2 minutos más sin dejar de remover.

4. Incorpora el caldo, el agua y la hoja de laurel. Lleva todo a un suave hervor y cocina hasta que la patata se ablande.

5. Añade al caldo el bacalao y las gambas y deja que se cocine 2 minutos más. Agrega las almejas incluyendo el agua de la conserva. Remueve todo, tapa y cocina a fuego lento 5 minutos. Prueba, echa una pizca de sal y retira del fuego.

6. Para dar consistencia a la sopa, pon algunas patatas con 2 cucharadas de caldo en el vaso de una batidora. Bate a la mínima potencia hasta obtener una crema o puré. Devuélvelo a la sopa y remueve (puedes repetir esto si te gusta más espesa aún).

7. Sirve caliente con una cucharada de yogur griego, esparce el perejil y un poco de pimienta al gusto. Acompaña con una rodaja de pan de trigo sarraceno tostado (p. 182).

Variantes:

- Reemplaza el bacalao por cualquier otro pescado blanco de carne firme (rape o lubina) o cambia las almejas por mejillones.

- Reemplaza las patatas y zanahorias por floretes de coliflor.

- Sustituye el yogur griego por nata ligera o bebida de almendra.

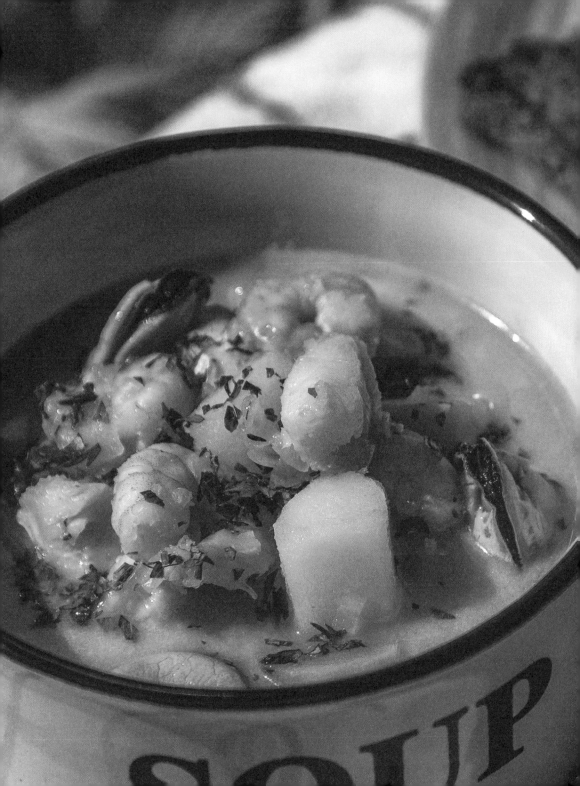

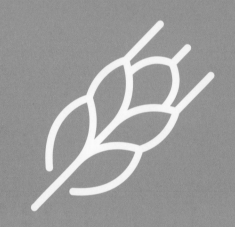

Revolución agrícola

Tras cientos de miles de años cazando y recolectando, la humanidad se embarcó en un gran cambio. Hace unos diez mil años empezamos a cultivar los campos. Aunque comíamos cereales y legumbres salvajes desde mucho antes, su inclusión masiva en nuestra dieta es mucho más reciente.

Al principio la agricultura era un simple complemento para nuestra alimentación, que seguía proviniendo sobre todo de la caza, la pesca y la recolección. Sin embargo, cada nueva generación de humanos mejoraba el proceso de cultivo, seleccionando por ejemplo las semillas más productivas y desarrollando nuevas técnicas de abono e irrigación.

Más comida dio lugar a una mayor población, y en pocos miles de años la mayor parte de la humanidad dependía de los cereales para su alimentación: trigo en Medio Oriente, maíz en Centroamérica, arroz en Asia. A estos cereales se sumaron otros como avena o cebada, además de distintos tipos de legumbres.

Aunque la agricultura fue un paso necesario para progresar como humanidad, causó muchos problemas a corto plazo. Las dietas de los agricultores eran más pobres que las de los cazadores-recolectores. Los cereales son alimentos con poca densidad nutricional y, al depender de pocas variedades, una plaga o una sequía podían provocar una hambruna colectiva. Como consecuencia, los primeros agricultores tenían vidas más cortas y duras que los cazadores-recolectores que habían dejado atrás. Los restos de los primeros agricultores reflejan huesos más débiles, pérdida de altura e incluso una reducción del tamaño del cerebro.

La agricultura no solo empeoró la esperanza de vida, sino también la calidad de vida. Los cazadores-recolectores delegaban en la naturaleza casi todo el trabajo. Ella alimentaba a los animales y hacía crecer las plantas que comíamos. Llegado el momento, nos aprovechábamos de todo su esfuerzo. Tomábamos lo que la naturaleza proporcionaba según la zona y las estaciones. Las sociedades preagrícolas «trabajaban» entre cuatro y seis horas al día para obtener suficiente comida. Tenían mucho tiempo libre y no acumulaban nada. Cuando la caza escaseaba se cambiaban de lugar y empezaban de nuevo.

Con la agricultura nos hicimos cargo de la dura tarea de la naturaleza. Nosotros preparábamos la tierra y plantábamos las semillas. Las protegíamos de los pájaros que las querían comer y de otras hierbas que crecían a su alrededor. Buscábamos agua para que no se secaran y esparcíamos abono para que no les faltara nada. El exceso de comida se guardaba y se protegía construyendo muros y estableciendo turnos de vigilancia. Pasamos a trabajar más horas al día en tareas más monótonas y repetitivas. La agricultura permite obtener más alimento por unidad de terreno, pero demanda mucho más tiempo.

A medida que la humanidad crecía, fue dejando atrás la vida nómada para asentarse en pequeñas poblaciones que con el tiempo darían lugar a las primeras civilizaciones. Al transformar el destino de estas plantas, transformamos también el nuestro.

En esta sección incluimos recetas con los cereales y las legumbres más recomendables. La avena es alta en proteína y aporta betaglucanos, un tipo de fibra especialmente beneficiosa para nuestro organismo. El arroz es una excelente opción para acompañar multitud de platos, y las legumbres, por su parte, son un buen plato principal que combina proteína y carbohidratos de calidad.

(Recetas de cereales y legumbres de la 61 a la 71).

Las primeras recetas

El cambio de dieta de las primeras civilizaciones implicó también cambios en los utensilios que empleaban. Las primeras ollas de barro, y más adelante de cobre, ofrecieron muchas nuevas opciones. Podíamos hervir la comida durante horas y volver comestibles alimentos que antes eran indigeribles.

Por ejemplo, la yuca original contenía cantidades importantes de cianuro y solo podía ser ingerida tras hervirla durante horas. El maíz mejoraba su disponibilidad de aminoácidos y reducía su aporte de fitatos (lo que facilitaba la absorción de nutrientes) gracias al proceso de nixtamalización, que consistía en cocinar los granos de maíz en una solución alcalina a una temperatura cercana al punto de ebullición.

Con todas estas alternativas, la cocina se hizo mucho más creativa y surgió el deseo de documentar nuevas recetas para la posteridad. Las primeras recetas conocidas se conservan en tablas de arcilla y se escribieron hace unos cuatro mil años en la antigua Mesopotamia.

¿Qué cocinaban estos chefs en la cuna de la civilización? Varias de las recetas que sobreviven hasta nuestros días incluyen distintos tipos de caldos de carne y verdura, y algunas instrucciones básicas de preparación. Entre las verduras más nombradas destacan la cebolla, el ajo y el puerro. Añadían frutas como dátiles, granadas, uvas e higos. Condimentaban la carne con distintas salsas y especias.

Se encontraron también recetas para preparar varios tipos de pan y más de veinte variedades de quesos. Otras describían tripas rellenas de carne, que serían los antecesores de los embutidos actuales. Su endulzante favorito era la miel.

(Primeras recetas 72 y 73).

El poder de las especias y los alimentos del nuevo mundo

El uso de hierbas y especias es tan antiguo como la humanidad. Se cree que los primeros cazadores envolvían la carne en distintos tipos de hojas y descubrieron de manera accidental que esto mejoraba tanto el sabor como la conservación.

Sabemos también que la cocina prehistórica del norte de Europa usaba una especie de mostaza para dar sabor a la carne.

Las primeras medicinas primitivas se basaban sobre todo en hierbas y especias. Hoy están demostradas sus propiedades antimicrobianas y antiinflamatorias, además de que aportan otros beneficios para la salud.

En el antiguo Egipto se usaban las especias como condimento, pero también en lociones para los embalsamamientos. Los obreros que construían las pirámides recibían «suplementos» de ajo porque mejoraban así su capacidad de trabajo. Los antiguos griegos empleaban ajo para potenciar el rendimiento de los atletas olímpicos.

Los romanos eran otros grandes amantes de las especias. Dado que procedían de tierras lejanas, eran muy caras, y su uso en la cocina se convirtió en un símbolo de estatus.

Las especias eran tan valoradas que se empleaban incluso como medio de pago. Cuando Alarico, rey visigodo, asedió Roma en el año 408, exigió como rescate 5000 libras de oro, 5000 libras de plata y 5000 libras de pimienta.

La popularidad de las especias continuó durante la Edad Media. El control de las rutas comerciales fue la causa de muchas guerras, pero por estas vías circularon también numerosas ideas. Las invenciones que viajaban entre Oriente y Occidente aceleraron el progreso humano, un efecto causado por querer añadir más sabor a nuestros platos.

La búsqueda de nuevas rutas hacia Oriente motivó a Colón a zarpar en dirección contraria, convencido de que la tierra era redonda y mucho más pequeña de lo que en realidad es. Murió convencido de que había llegado a su destino, a pesar de no haber encontrado ninguna de las especias que buscaba. El descubrimiento de América, sin embargo, expandió la carta culinaria de los europeos, que podían ahora disfrutar de nuevos alimentos: tomates, patatas, piña, maíz y chocolate. Se descubrió también un nuevo saborizante para la comida: la vainilla.

(Recetas con alimentos del nuevo mundo 74 y 75).

Los conquistadores españoles llegaron en 1532 a Sudamérica, donde entraron en contacto con el Imperio inca. Los ancestros de este imperio fueron los primeros en cultivar la patata hace más de siete mil años y la convirtieron en una parte muy importante de su alimentación.

Su propia historia como pueblo estaba vinculada a esta planta. Creían que la primera enseñanza del dios Wiragocha cuando los fundadores del Imperio inca emergieron del lago Titicaca había sido el cultivo de la patata.

Con el tiempo perfeccionaron esta enseñanza, y cuando los españoles llegaron encontraron centenares de variedades de patata. Unas crecían mejor en las zonas elevadas de la montaña y otras en los valles. Unas prosperaban con más agua y otras toleraban mejor la sequía. El territorio de los incas se extendía a lo largo de gran parte de los Andes y en todo su dominio se cultivaba la patata.

Los españoles llevaron distintas variedades a Europa, pero durante décadas la patata fue una mera curiosidad botánica.

Por un lado, las primeras patatas estaban mejor adaptadas al clima andino y no producían grandes cosechas en Europa; por otro, la Biblia no mencionaba la patata, por lo que muchos religiosos sospechaban de este nuevo alimento.

En el siglo XVII, sin embargo, algunos botánicos mostraron interés por el tubérculo y desarrollaron variedades mejor adaptadas al clima europeo. Descubrieron, de hecho, que este nuevo alimento tenía muchas ventajas respecto a los cereales: producía más comida por hectárea que el trigo y requería menos agua. Demandaba también menos esfuerzo una vez cosechada. Al contrario que los cereales, la patata podía comerse directamente, sin necesidad de trillarse o molerse.

Ofrecía, además, mayor protección ante los ejércitos enemigos, para quienes era mucho más fácil destrozar cosechas de cereales que de tubérculos. Un ejército entero podía pasar por encima de un campo cultivado de patatas y muchas de ellas sobrevivirían.

A pesar de sus ventajas, su consumo siguió siendo minoritario durante años y era considerado un alimento más propio de animales que de humanos. Esto empezó a cambiar en el siglo XVIII, cuando varios países europeos sufrieron malas cosechas de cereales que causaron grandes hambrunas. Muchas personas se vieron forzadas a comer patatas y se dieron cuenta de que eran mucho mejores de lo que pensaban.

En poco tiempo, el cultivo de la patata se extendió por toda Europa y pasó a ser un alimento muy apreciado por todos los estratos sociales.

(Recetas con patata 76 y 77).

61. Arroz pilaf con pasas y almendras

 Porciones: 6

 Tiempo: 20-30 minutos

 Comida: (V) (Ve) (SG)

Ingredientes:

150 g de arroz basmati o de grano largo

15 ml de AOVE

2 dientes de ajo

>1 g de cúrcuma

>0,5 g de canela molida

25 g de pasas

20 g de almendras fileteadas

5 g de cebollino (opcional)

1 g de sal

400 ml de agua

Equipo y utensilios:

Tabla de cortar

Cuchillo de chef

Colador

Sartén grande antiadherente con tapa

Paño de cocina limpio

Tips:

Para que el arroz basmati quede suelto es mejor añadir un poco menos de agua que la proporción 2:1 de la preparación normal.

Si vas a congelar el arroz no añadas las pasas ni las almendras. Agrega estos ingredientes justo antes de recalentar.

Puedes usar los restos de arroz para preparar poke (p. 160), sopas o ensaladas.

Elaboración:

1. Corta finamente el ajo y el cebollino.

2. Pon el arroz en un colador y enjuágalo bien bajo el agua corriente hasta que el agua salga clara. Deja que escurra un poco.

3. Pon una sartén a fuego medio alto con el AOVE. Cuando esté caliente añade el ajo y deja que se cocine removiendo durante unos segundos para evitar que se dore.

4. Añade el arroz, la cúrcuma y la canela. Cocina removiendo durante 2 minutos hasta que el arroz coja color.

5. Añade el agua junto con la sal y lleva a ebullición removiendo con frecuencia. Cuando rompa a hervir baja la temperatura, tapa la sartén y deja que se cocine hasta que se absorba toda el agua y el grano de arroz esté blando pero firme (entre 16 y 20 minutos).

6. Retira la sartén del fuego. Añade las pasas sin tocar el arroz, extiende por encima un paño de cocina seco y tapa de nuevo. Deja que repose 10 minutos.

7. Justo antes de servir remueve el arroz con un tenedor y esparce las almendras fileteadas tostadas y el cebollino.

Variantes:

- Mezcla el arroz basmati con arroz salvaje. También puedes preparar el arroz pilaf con algún caldo de verdura o de pollo para saborizarlo.

- Cambia las especias por piel de limón, las pasas por guisantes tiernos congelados y las almendras por la parte verde de una cebolleta.

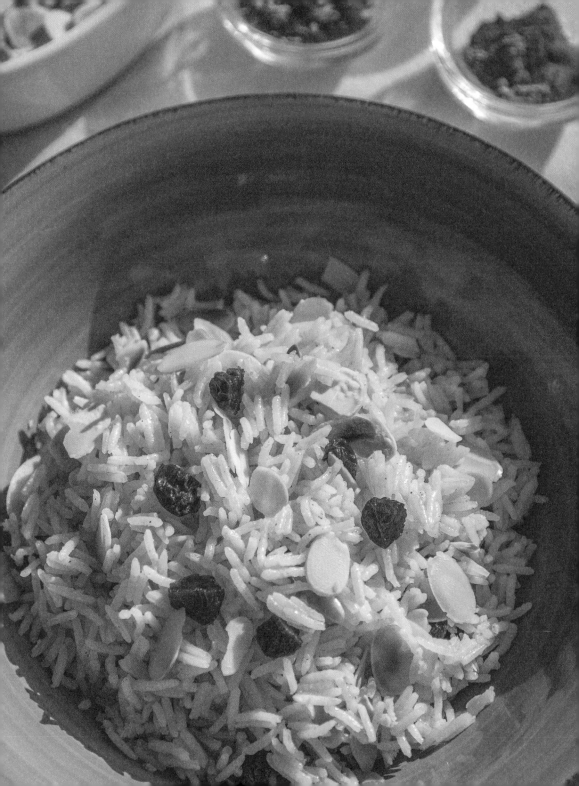

62. Poke bowl básico

 Porciones: 2

 Tiempo: 20-30 minutos

 Comida: (SG)

Ingredientes:

240 g de arroz cocido (blanco o integral)
200 g de salmón o atún crudo (o 50 g cocido)
50 g de mango maduro
40 g de alga wakame (opcional)
50 g de pepino o edamames pelados
10 g de cebolla roja
2 rabanitos
50 g de aguacate
Semillas de sésamo al gusto, para servir

Marinada

15 ml de salsa de soja (sin gluten)
10 ml de aceite de sésamo
5 g de jengibre fresco rallado
5 g de cebollino
Pizca de sal

Salsa

15 g de tahini o mayonesa
15 ml de agua tibia, para diluir
15 ml de salsa de soja (sin gluten)
1 g de wasabi o pimentón picante

Equipo y utensilios:

Tabla de cortar
Cuchillo de chef
Cuchillo pelador
2 boles pequeños
Bol o plato hondo para servir
Palillos chinos (opcional)

Elaboración:

1. Prepara el arroz como se indica en el paquete y espera a que esté tibio o a temperatura ambiente.

2. Corta el salmón, el mango y el pepino en dados pequeños. Corta el aguacate en rodajas y la cebolla roja y los rabanitos en láminas finas. Corta finamente el cebollino.

3. En un bol añade los ingredientes de la marinada, remueve y agrega el salmón. Deja que se marine durante al menos 10 minutos en la nevera; luego, saca el salmón de la marinada y desecha el líquido sobrante.

4. Arma el poke. Divide el arroz en dos cuencos o platos hondos. Divide el salmón, el mango, el wakame, el pepino, la cebolla, los rabanitos y el aguacate en dos porciones. Luego disponlo todo encima de cada plato de arroz sin dejar espacios en blanco. Por último, esparce las semillas de sésamo y el cebollino.

5. Mezcla los ingredientes de la salsa en un bol pequeño y espárcela sobre los pokes justo antes de servir.

Variantes:

- Cambia el arroz por quinoa o una mezcla de arroz con quinoa. Sustituye el pescado por gambas, pechuga de pollo cocida, huevos, etc.

- Agrega otras verduras o frutas: brócoli, espárragos, tomates, piña, etc.

- Cambia la salsa por hummus (p. 180), dip de berenjena (p. 52) o mermelada de tomates y pimientos (p. 54).

- **Variante vegana**: Sustituye el salmón por legumbres marinadas.

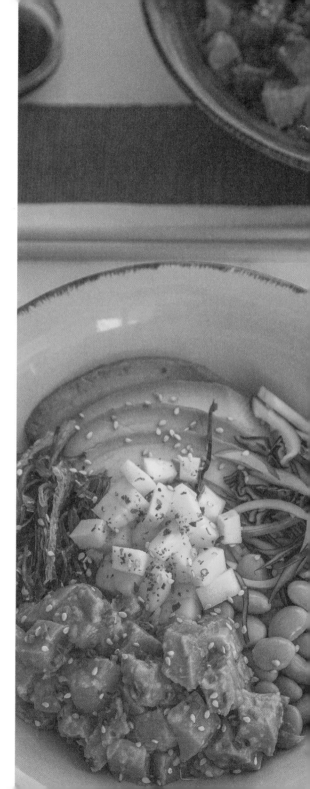

Tips:

Congela el pescado al menos a -20 °C durante un día, para evitar riesgos si lo vas a consumir crudo.

No añadas la salsa de la marinada al poke y marina siempre en la nevera.

Usa los restos de verduras o frutas que tengas en la nevera para hacer el poke.

63. Arroz con leche vegano

 Porciones: 5 | Tiempo: 40 minutos | Comida: (V) (Ve) (SG)

Ingredientes:

100 g de arroz redondo o de postre
1 l de bebida de almendras sin azúcar
1 trozo de la piel de 1 limón
1 trozo de la piel de ½ naranja
1 bastoncito de canela en rama
½ vaina de vainilla (o 5 ml de esencia)
5-10 g de eritritol o 40 g de sirope de dátil
Una pizca de sal (opcional)
Canela molida para servir

Equipo y utensilios:

Colador
Olla
Cuchara de madera
6-8 recipientes de cristal con tapa

Tips:

Prueba el arroz y ajusta el dulzor a tu gusto.
Se conserva a la perfección en la nevera hasta 5 días en porciones individuales.

Elaboración:

1. Pon el arroz en un colador y enjuágalo bien bajo el agua corriente hasta que el agua salga clara. Deja que escurra un poco.

2. Echa la bebida de almendras en una olla junto con la piel de limón y de naranja, la canela, la vaina de vainilla raspada, el eritritol y la pizca de sal.

3. Pon la olla a fuego medio alto y lleva a ebullición. Cuando rompa a hervir añade el arroz y remueve bien. Luego baja el fuego hasta que todo quede burbujeando, pero muy suavemente. Cocina así durante 25 minutos removiendo con frecuencia.

4. Cuando la bebida comience a espesar prueba el arroz; el grano debe estar blando pero firme en el centro. Continúa removiendo unos minutos hasta que espese un poco más, pero siga ligeramente líquido y cremoso. Retira del fuego y ajusta el dulzor si es necesario.

5. Deja que repose durante 10 minutos en la olla. Saca la rama de canela y las pieles de limón y naranja. Luego pasa el arroz a los recipientes de vidrio.

6. Puedes servir el arroz tibio (más líquido) o esperar a que se enfríe en la nevera durante unas horas. Sirve en cualquiera de sus versiones espolvoreando canela molida por encima.

Variantes:

*   Cambia la bebida de almendras por una de soja o por leche normal (con cuidado de que no se corte).

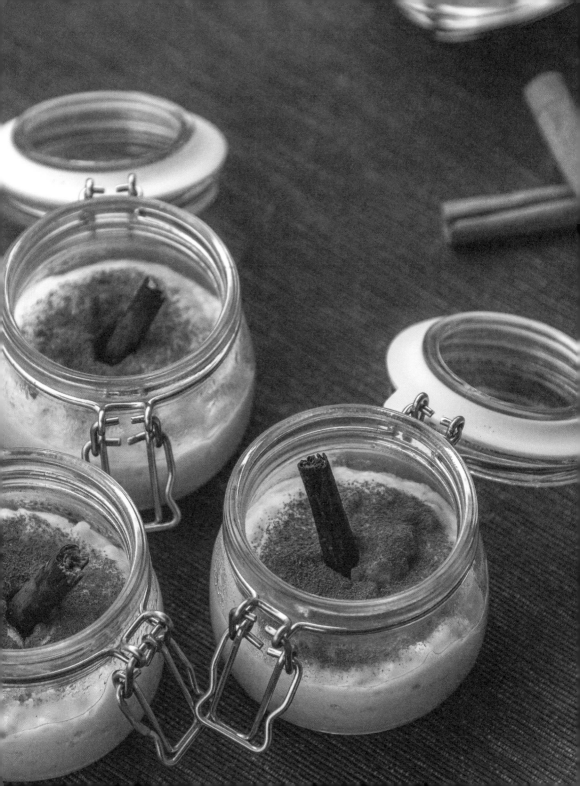

64. Copos de avena overnight (2 versiones)

 Porciones: 1-2

 Tiempo: 5 minutos + 8 horas de nevera

 Comida: (V) (SG)

1. Overnight de chocolate:

60 g de copos de avena enteros
120 ml de leche entera
5 g de cacao 100 % en polvo
5 g de edulcorante*
Una pizca de sal (opcional)
10 g de chocolate con más de un 85 % de cacao
10 g de avellanas naturales
5 g de nibs de cacao (opcional)
60 g de arándanos

2. Overnight vegano:

60 g de copos de avena enteros
120 ml de bebida de almendras o vegetal
<1 g de cúrcuma
<1 g de canela
5 g de edulcorante*
Una pizca de sal (opcional)
10 g de almendras tostadas naturales
2 orejones
60 g de nectarina amarilla o frambuesas

Elaboración (1):

1. En una botella mezcladora añade la leche, el cacao en polvo, el edulcorante y una pizca de sal. Bate hasta tener una especie de leche achocolatada.

2. Corta en trozos el chocolate y las avellanas, y mézclalos en un bol junto con los nibs de cacao.

3. Pon en un vaso o en un envase de vidrio pequeño los copos de avena. Luego añade la leche achocolatada hasta cubrir los copos al ras.

4. Añade sobre los copos húmedos los trozos de chocolate, las avellanas y los nibs de cacao, sin presionar, para que queden en la superficie de la avena. Por último, pon los arándanos y tapa.

5. Mételo en la nevera durante toda la noche (o al menos 4 horas) para que los copos absorban el líquido y se ablanden. Tendrás el desayuno listo al levantarte.

6. Si te gusta la avena más líquida, agrega un poco más de leche en la preparación. En este caso es mejor añadir primero la fruta y después los frutos secos para que no se humedezcan y se mantengan crocantes.

Elaboración (2):

7. En el caso de los overnight veganos sigue el mismo procedimiento anterior. Mezcla en una botella mezcladora la bebida vegetal, la cúrcuma, la canela, el edulcorante y la pizca de sal. Bate y añádelo a la avena. Luego coloca las almendras y los orejones cortados en trocitos y, por último, la fruta cortada si hace falta.

---

* Elige el edulcorante que prefieras: 5 g de mezcla de estevia y eritritol, 15-20 g de miel o 5 g de azúcar de coco.

Variantes:

- Sustituye la avena por quinoa cocida o por 20 g de semillas de chía.

- Cambia los frutos secos enteros por su versión en crema, también puedes añadir crema de cacahuetes o de cacao, incluso derretir chocolate y agregarlo en forma de sirope.

- Usa otras frutas que no sean cítricas.

Tips:

Las overnight son el desayuno perfecto para aquellos que no tienen tiempo por la mañana o para después del entrenamiento. Puedes preparar varios recipientes con antelación y guardar en la nevera hasta 3 días si la fruta no está muy madura.

Es mejor la avena de copos enteros para que mantenga la textura. Si usas avena cortada o de copo muy suave, la textura será más tipo masa.

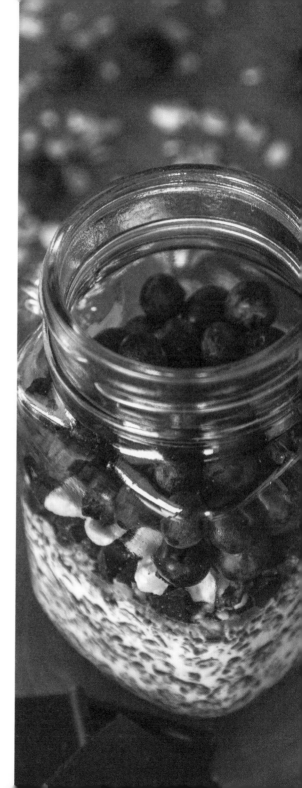

65. Golden granola

 Porciones: 4-5

 Tiempo: 5 minutos
+ 15 minutos de horno

 Comida: (V) (SG)

Ingredientes:

50 g de avena de copo entero
15 g de semillas de calabaza
35 g de otras semillas (girasol, sésamo, piñones, etc.)
20 g de almendras cortadas
30 g de pasas sultanas y orejones
40 g de miel
10 ml de aceite de coco
<1 g de cúrcuma molida
1-2 g de jengibre molido

Equipo y utensilios:

Olla pequeña
Boles o recipientes
Bandeja de horno
Bote hermético

Tips:

Conserva en un recipiente hermético en un lugar seco y fresco.

Elaboración:

1. Precalienta el horno a 180 °C con ventilador. En caso de que no utilices una bandeja de horno antiadherente, cubre el fondo con papel de hornear.

2. Mezcla en un bol la avena, las semillas y las almendras.

3. Pon una olla pequeña a fuego bajo con el aceite de coco. Cuando esté caliente añade la cúrcuma y el jengibre, y deja que infusione durante 30 segundos. Luego añade la miel y remueve hasta que esté líquida por completo.

4. Vierte el contenido de la olla en el bol con los ingredientes secos y mezcla bien con una espátula. Luego distribuye sobre la bandeja de horno de manera uniforme y sin dejar espacios. Hornea entre 10 y 15 minutos.

5. Saca la bandeja del horno y, sin mover la granola, esparce las pasas sultanas y los orejones cortados en trozos pequeños.

6. Deja que la granola se enfríe por completo y luego trocéala con la mano. Guárdala en un bote hermético.

7. Sirve sola o con un yogur cremoso de coco.

Variantes:

- Añade semillas de cáñamo y sustituye las almendras por pecanas.

- Cambia las pasas sultanas por arándanos deshidratados o bayas de goji.

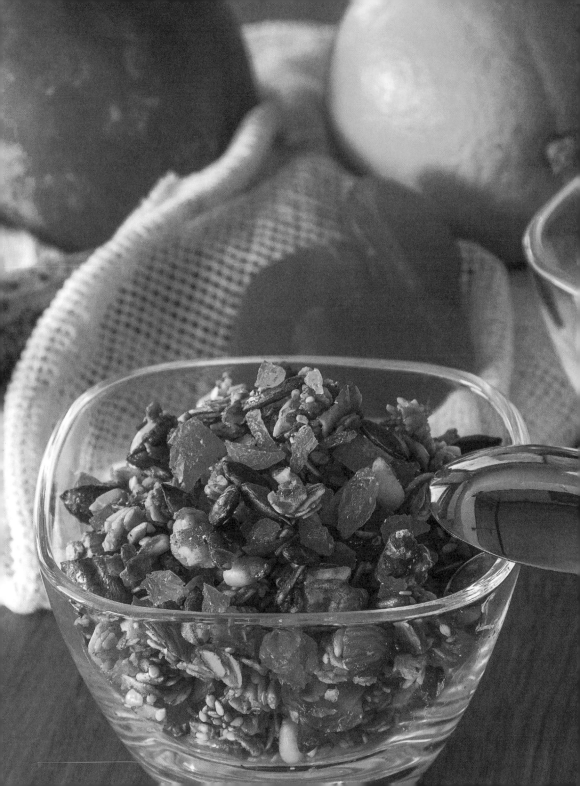

66. Choco granola

 Porciones: 4-5

 Tiempo: 5 minutos
+ 15 minutos de horno

 Comida: (V) (Ve) (SG)

Ingredientes:

60 g de avena de copo entero
40 g de avellanas
20 g de nibs de cacao
10 g de coco (en hojuelas o rallado)
30 g de chocolate con más de un 85 %
de cacao
5 ml de aceite de coco
25 g de azúcar de coco
5 g de cacao 100% en polvo
20 ml de agua
Escamas de sal (opcional)

Equipo y utensilios:

Olla pequeña
Boles o recipientes
Bandeja de horno
Bote hermético

Tips:

Conserva en un recipiente hermético
en un lugar seco y fresco.

Elaboración:

1. Corta las avellanas y el chocolate en trozos pequeños. Reserva.

2. Precalienta el horno a 180 °C con ventilador. Si la bandeja de horno no es antiadherente, cúbrela con papel de hornear.

3. Mezcla en un bol la avena, las avellanas, los nibs de cacao y el coco.

4. En una olla a fuego bajo mezcla el agua y el azúcar de coco hasta que se diluya. Luego integra el cacao en polvo y el aceite de coco y retira del fuego.

5. Vierte el contenido de la olla en el bol con los ingredientes secos y mezcla bien con una espátula. Luego distribuye sobre la bandeja de horno de forma uniforme y sin dejar espacios. Hornea hasta que comience a dorar (entre 10 y 15 minutos).

6. Saca la bandeja del horno y, sin mover la granola, esparce inmediatamente los trozos de chocolate y unas pocas escamas de sal para que se derritan y se adhieran.

7. Espera que se enfríe por completo y guarda en un bote hermético.

8. Puedes comerla sola o con un yogur griego natural.

Variantes:

*   Pon miel si no tienes azúcar de coco.

*   Cambia las avellanas por macadamias troceadas.

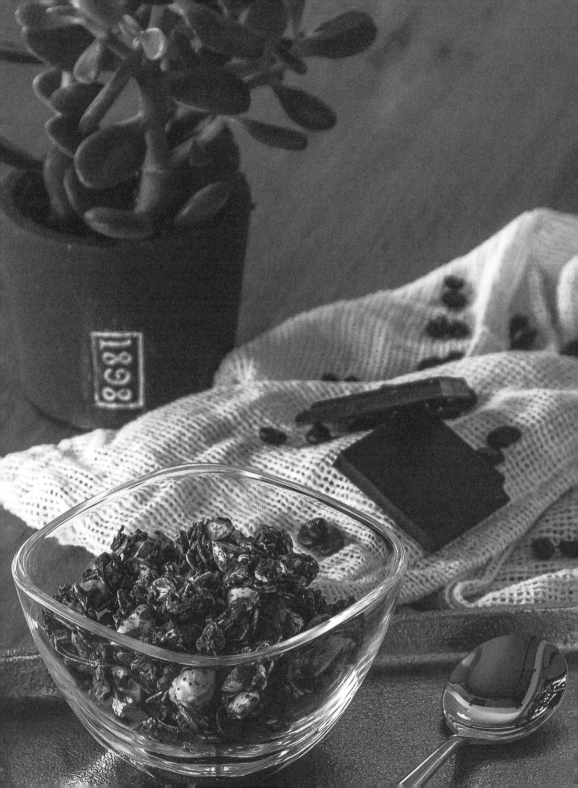

67. Las mejores cookies de avena y chocolate

 Porciones: 6-8

 Tiempo: 20 minutos
+ 12 minutos de horno

 Comida: (V) (Ve) (SG)

Ingredientes:

90 g de azúcar de coco

90 g de harina de avena (o de arroz o mezcla)

25 g de aceite de coco (en sólido)

35 ml de bebida de almendras

30 g de avellanas tostadas

30 g de chocolate con más de un 85 % de cacao

<1 g de bicarbonato de sodio

Una pizca de sal

Equipo y utensilios:

Boles o recipientes

Bandeja de horno

Bol apto para microondas

Tabla de cortar

Cuchillo

Elaboración:

1. Corta las avellanas y el chocolate en trozos pequeños y reserva.

2. Precalienta el horno a 190 °C con ventilador. Cubre la bandeja de horno con papel de hornear si no es antiadherente.

3. Mezcla en un bol la harina de avena, el azúcar de coco, el bicarbonato de sodio y la pizca de sal.

4. En un bol apto para microondas añade la bebida de almendras. Mete unos segundos en el microondas para que esté tibia y derrite en ella el aceite de coco.

5. Añade los ingredientes líquidos a los sólidos y mezcla con ayuda de las manos hasta formar una masa que se desprenda del bol. Agrega el chocolate y las avellanas, y amasa hasta integrarlo. Si la masa ha quedado muy pegajosa, métela en la nevera unos 20 minutos para que puedas manejarla mejor.

6. Con las manos haz bolitas con la masa (de 30-50 g cada una, para galletas de 5 cm de diámetro, más o menos).

7. Pon las bolitas en la bandeja separadas entre sí (ya que se expanden al hornearlas) y aplástalas un poco.

8. Mete la bandeja en el horno y hornea durante 12 minutos o hasta que estén doradas. Si te gustan esponjosas por dentro, hornéalas solo durante 10 minutos.

9. Saca las galletas del horno y deja que reposen sin tocarlas hasta que se endurezcan. Luego termina de enfriar en una rejilla.

10. Conserva en un recipiente hermético en un lugar seco y fresco para que se mantengan crujientes.

Variantes:

- Cambia el chocolate por coco rallado y las avellanas por macadamias troceadas o por nueces pecanas.

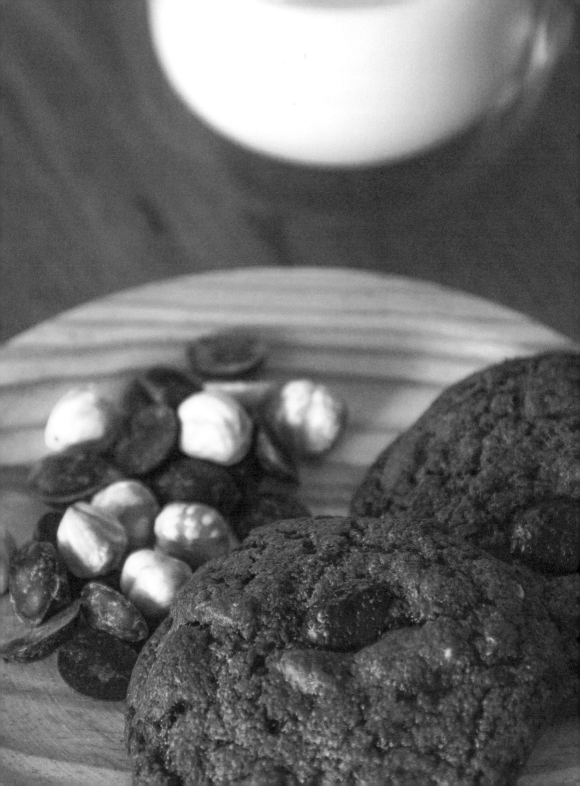

68. Curri vegano de tofu

 Porciones: 2-3 | Tiempo: 30 minutos | Comida: (V) (Ve) (SG)

Ingredientes:

300 g de tofu firme
50 g de edamames (pelados)
50 g de cebolleta (parte verde y blanca)
100 g de pimiento rojo
100 g de bimis
2 dientes de ajo
10 g de jengibre fresco
1 g de curri molido (o 10 g en pasta)
100 ml de leche de coco
100 ml de caldo de verduras
15 ml de AOVE
15 ml de salsa de soja (sin gluten)
5 g de hojas de albahaca o cilantro
5 g de edulcorante*
Sal y pimienta al gusto

Equipo y utensilios:

Tabla de cortar
Cuchillo de chef
Olla pequeña
Sartén grande con tapa

Tips:

Puedes utilizar curri rojo, verde o amarillo; si es en pasta, añádelo junto con la leche de coco.

Elaboración:

1. Cocina los edamames según las instrucciones del paquete, espera a que enfríen y pélalos.

2. Retira el exceso de humedad del tofu con papel absorbente; córtalo en cubos y salpimienta al gusto.

3. Corta finamente la cebolleta, el ajo y el jengibre fresco. Corta el pimiento rojo en tiras finas y los bimis en 2 o 3 partes.

4. Pon una sartén a fuego medio alto con la mitad del AOVE. Cuando esté bien caliente saltea el tofu hasta dorarlo por todos lados. Pasa a un plato y resérvalo aparte.

5. En la misma sartén añade el resto del AOVE. Saltea la cebolleta, el ajo y el jengibre fresco durante 1 minuto. Luego agrega el pimiento rojo, los bimis y el curri, y saltea durante 2 minutos más.

6. Incorpora los edamames, la leche de coco, el caldo de verduras, la salsa de soja, el edulcorante y algo más de curri. Remueve y lleva a ebullición, luego reduce el fuego hasta que burbujee, pero suavemente.

7. Devuelve el tofu a la sartén y deja que se cocine entre 5 y 8 minutos más. Si te gusta el curri más líquido, añade más caldo; si te gusta más espeso, espera a que se reduzca un poco.

8. Sirve el curri caliente y esparce las hojas de albahaca cortadas por encima.

Variantes:

- Sustituye el tofu por pechuga de pollo o pavo.

- Sustituye los edamames por guisantes o garbanzos. Cambia los bimis por judías verdes o por brócoli, y usa yogur griego en vez de leche de coco.

- Si te gusta muy picante, añade guindillas o pimentón picante.

* Elige el edulcorante que prefieras: 5 g de mezcla de estevia y eritritol, 15-20 g de miel o 5 g de azúcar de coco.

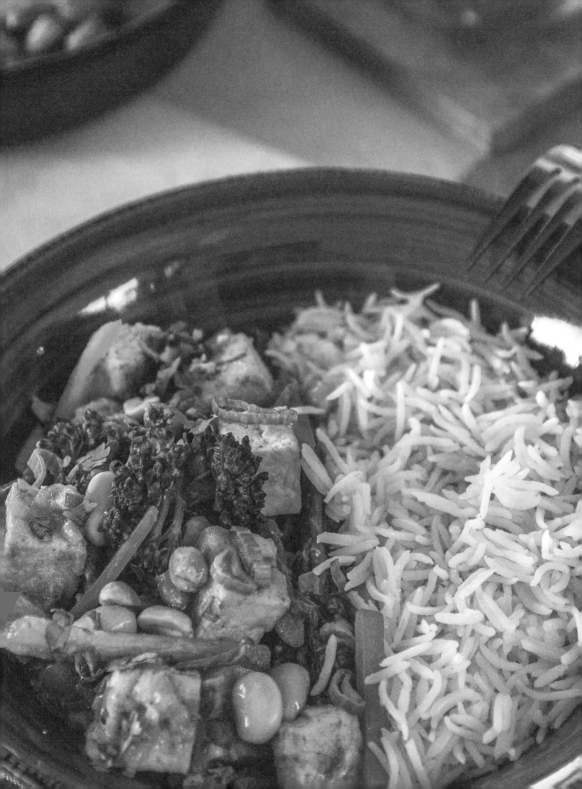

69. Hamburguesas de garbanzos

 Porciones: 2

 Tiempo: 30 minutos

 Comida: (V) (Ve) (SG)

Ingredientes:

200 g de garbanzos cocidos
50 g de cebolla roja
1 diente de ajo (o 0,5 g de ajo molido)
5 g de perejil
15 g de harina de avena
1 g de curri (o 0,5 g de comino y pimentón dulce molido)
15 ml de AOVE
Sal y pimienta al gusto

Aderezo de aguacate
40 g de yogur natural (normal o vegano)
10 ml de zumo de limón
70 g de aguacate
Sal al gusto

Equipo y utensilios:

Tabla de cortar
Cuchillo de chef
Procesador de alimentos
Sartén antiadherente

Tips:

Esta receta se conserva en perfecto estado hasta 7 días en la nevera.

Elaboración:

1. Prepara el aderezo de aguacate. En un bol machaca el aguacate con un tenedor, añade unas gotas de zumo de limón y el resto de los ingredientes. Mezcla bien hasta que tenga textura de crema. Guarda en la nevera hasta que se vaya a consumir.

2. Corta finamente el ajo, la cebolla y el perejil.

3. Enjuaga y escurre los garbanzos. Colócalos en el procesador de alimentos junto con el ajo, el curri, el AOVE, la sal y la pimienta. Procesa con pulsaciones hasta tener los garbanzos molidos, pero no cremosos (textura similar a aplastarlos con un tenedor).

4. Añade la harina de avena, la cebolla y el perejil al procesador, y aplica una o dos pulsaciones más. Pasa los garbanzos a un bol y amasa un poco para terminar de integrar los ingredientes (si la masa queda muy seca, añade una cucharadita de agua).

5. Pon una sartén antiadherente a fuego medio, añade unas gotas de AOVE y espera a que se caliente un poco.

6. Parte la masa de garbanzos en dos o más porciones, dale forma de hamburguesas y colócalas en la sartén (usa las manos o un molde). Cocina cada lado hasta que se dore (más o menos 3 minutos). El tiempo dependerá del grosor de la hamburguesa.

7. Sirve las hamburguesas con el aderezo de aguacate y acompaña de unos chips de yuca (p. 188) o una ensalada de otoño (p. 88).

Variantes:

- Si no tienes harina de avena, añade harina de almendras o queso mozzarella rallado.

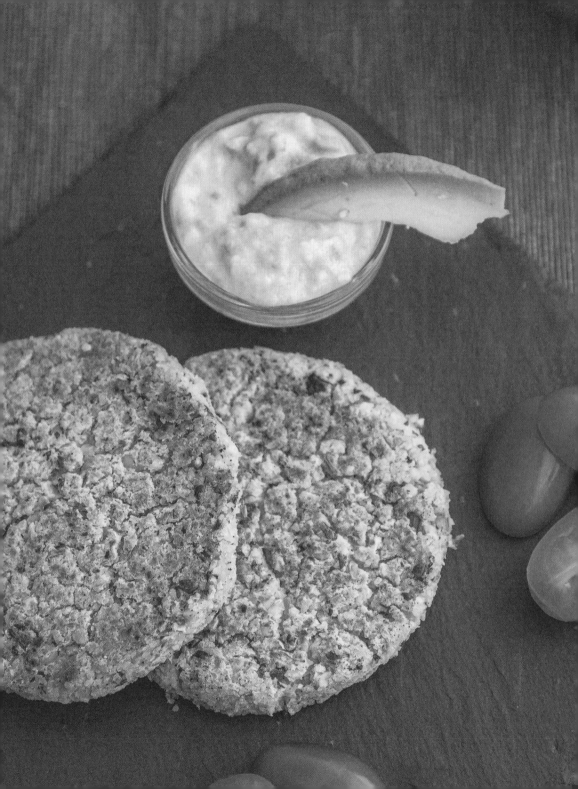

70. Lasaña vegetariana con ragú de lentejas

 Porciones: 6-8

 Tiempo: 45 minutos
+ 15 minutos de horno

 Comida: (V) (SG)

Ingredientes:

600 g de berenjena (2 pequeñas)
Sal al gusto
50-70 g de queso mozzarella rallado

Ragú de lentejas
100 g de lentejas crudas
600 ml de agua
1 hoja de laurel
<1 g de comino molido
<1 g de ajo molido
100 g de cebolla roja
60 g de pimiento rojo
30 g de zanahoria
2 dientes de ajo
15 ml de AOVE
400 ml de tomate triturado en conserva
30 g de pasta de tomate concentrada
15 ml de sirope de dátil (opcional)
<1 g de orégano seco
<1 g de pimentón dulce molido
10 g de albahaca fresca (opcional)
Sal y pimienta al gusto

Bechamel sin gluten
250 ml de bebida de almendras
15 g de mantequilla
30 g de kuzu (o almidón de maíz)
30 ml de agua fría
Sal, pimienta blanca y nuez moscada al gusto

Elaboración:

1. Lava y corta las berenjenas en láminas de ½ cm quitando la parte verde. Colócalas sobre un colador o una rejilla de horno, y añádeles sal. Deja que reposen durante 30 minutos para que suelten la mayor cantidad de líquido posible. Mientras tanto, prepara el ragú de lentejas.

2. Enjuaga las lentejas, ponlas en una olla y cúbrelas con el agua. Añade la hoja de laurel, una pizca de comino, ajo y sal. Lleva a hervor suave a fuego medio alto. Cocina removiendo las lentejas de vez en cuando, hasta que estén suaves pero aún completas y firmes. Retíralas del fuego, escúrrelas y resérvalas.

3. Corta finamente la cebolla, el pimiento, el ajo y la zanahoria, o tritúralos con la ayuda del procesador de alimentos (sin batirlos). Luego sofríelos en una sartén grande a fuego medio con el AOVE hasta que comiencen a ablandarse.

4. Agrega el tomate triturado, la pasta de tomate, el sirope de dátil, el orégano y la mitad de la albahaca. Remueve y deja que se cocine a fuego bajo durante 5 minutos. Por último, añade las lentejas cocidas y deja que se cocinen removiendo de vez en cuando hasta que espese. Añade el pimentón y ajusta la sal y la pimienta. Apaga el fuego y reserva.

5. Enjuaga la sal de las berenjenas y sécalas bien con un paño de cocina. Ponlas con cuidado en un plato y cocínalas en el microondas durante 3-4 minutos a potencia media.

6. Para la bechamel, pon una olla pequeña a fuego medio alto con la bebida de almendras y caliéntala sin que llegue a hervir. Añade la mantequilla, la pizca de sal, la pimienta y la nuez moscada, y remueve hasta que la mantequilla se derrita. Diluye el kuzu en agua fría y agrégalo sin dejar de remover. La salsa se espesará cuando todo comience a hervir. Retira del fuego cuando aún esté líquida.

7. Para montar la lasaña engrasa el molde para horno. Dispón capas de berenjena intercaladas con el ragú de lentejas. Comienza y termina la lasaña con una capa de berenjenas para dar mayor firmeza. Sobre la última capa distribuye toda la bechamel y sobre esta esparce la mozzarella.

8. Precalienta el horno a 190 °C con ventilador. Mete la lasaña en el horno y deja que se cocine durante 15 minutos o hasta que comience a dorarse. Sácala del horno y deja que repose unos minutos antes de servir.

9. Sirve con un poco de albahaca fresca y acompaña con una rica ensalada verde.

Variantes:

- Prepara el ragú con carne picada de ternera o con champiñones cortados muy pequeños.

- Sustituye la bechamel por una crema de requesón y yogur griego, y no hará falta añadir mozzarella.

- **Variante vegana**: Sustituye la mantequilla por AOVE en la bechamel y el queso mozzarella por su versión vegana.

Equipo y utensilios:

Tabla de cortar
Cuchillo de chef
Colador o rejilla
Olla mediana
Olla pequeña
Sartén mediana
Procesador de alimentos (opcional)
Molde de horno (26 × 19 cm)

Tips:

Esta es una receta fácil pero laboriosa; puedes ahorrar tiempo usando lentejas cocidas de bote.

Es una excelente receta para una comida familiar, es saciante y económica. Además, puedes prepararla con antelación y congelarla.

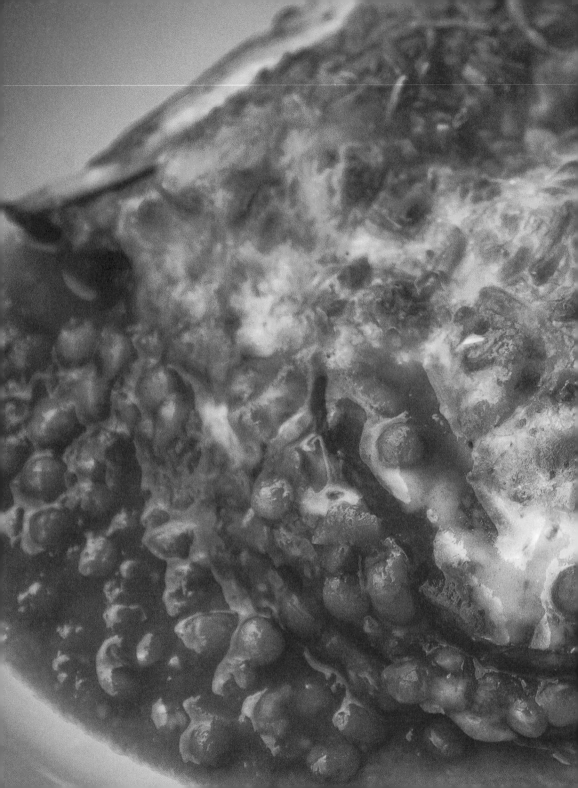

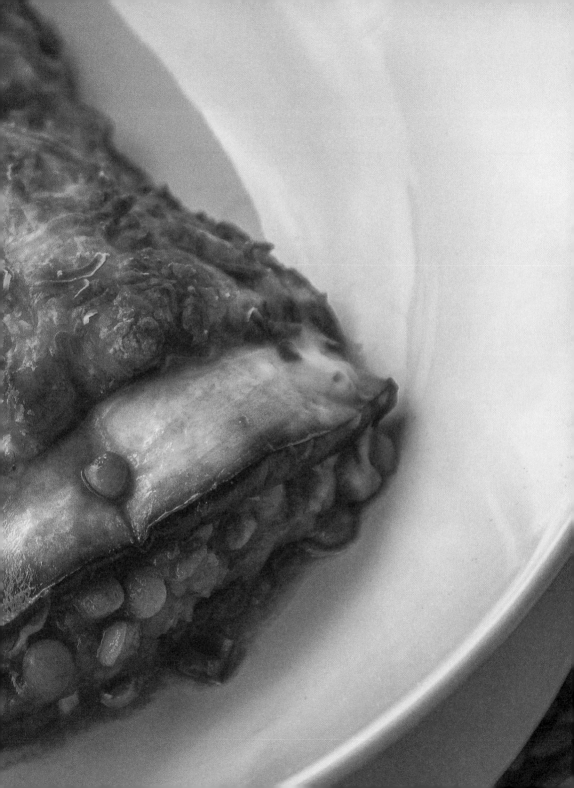

71. Hummus tres colores, para compartir

 Porciones: 6

 Tiempo: 15 minutos

 Comida: (V) (Ve) (SG)

Ingredientes;

Hummus tradicional

200 g de garbanzos cocidos (de bote o congelados)

50 ml de agua

Zumo de ½ limón

0,5 g de comino molido

1-2 dientes de ajo

30 g de yogur griego natural (opcional)

7 ml de AOVE

10 g de tahini (o 5 g de semillas de sésamo tostadas)

Sal al gusto

Pimentón molido dulce o picante al gusto, para servir

Variante de espárragos

30 g de espárragos blancos de bote

3 g de curri molido suave

Hojas de perejil al gusto para servir

Variante de remolacha

100 g de remolacha cocida

Almendras laminadas para servir

Una pizca de sal

Equipo y utensilios:

Procesador de alimentos

Bol

3 botes de cristal con tapa

Elaboración:

1. Prepara el hummus tradicional. Enjuaga los garbanzos de bote y exprime el limón. Si quieres reducir el sabor fuerte del ajo crudo, introdúcelo 30 segundos con la piel en el microondas.

2. Pon los garbanzos en un procesador de alimentos. Añade el agua, el zumo de limón, el yogur griego, el ajo pelado, el comino, el AOVE, la sal y por último el tahini (o las semillas de sésamo).

3. Procesa los ingredientes hasta tener una pasta cremosa y homogénea. Prueba el hummus y ajusta la cantidad de sal y limón. Si te ha quedado muy espeso, añade una cucharadita de agua o de AOVE. Pasa el hummus a un bol y divide en tres porciones.

4. Pon una porción en un bote de cristal, cúbrelo con un poco de AOVE y espolvorea con el pimentón. Reserva.

5. Devuelve otra porción al procesador. Seca muy bien con papel absorbente los espárragos de bote, córtalos y añádelos junto con el curri. Procesa hasta que los espárragos se integren por completo y el hummus se coloree de amarillo intenso. Pasa a un bote de cristal, cúbrelo con un poco de AOVE y añade unas hojitas de perejil al gusto. Reserva.

6. Enjuaga el procesador. Añade la porción de hummus restante y la remolacha en trozos. Procesa todo de nuevo hasta que la remolacha esté integrada por completo y el hummus adquiera un color rosado intenso. Pasa a un bote de cristal, cubre con un poco de AOVE y esparce las almendras fileteadas tostadas y una pizca de sal.

7. Sirve los hummus de tres colores con rodajas de pan de trigo sarraceno tostadas, steaks de vegetales (p. 42), spicy nuts (p. 234) o una ensalada verde.

Variantes:

- Puedes hacer hummus de lentejas, alubias o edamames cocidos.

- Sustituye los espárragos por alcachofas de bote o reemplaza la remolacha por zanahorias asadas o pimientos del piquillo.

Tips:

Es un entrante perfecto para compartir con amigos o como merienda saludable. Se puede preparar con antelación y mantener refrigerado durante 3-4 días.

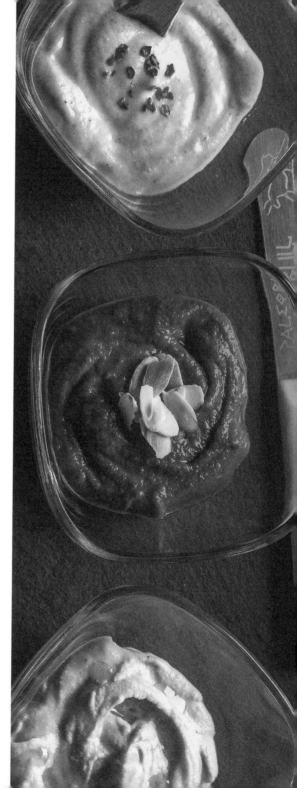

72. Pan fácil de trigo sarraceno

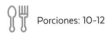 Porciones: 10-12

 Tiempo: 10 minutos
+ 40 minutos de horno

 Comida: (V) (Ve) (SG)

Ingredientes:

400 g de harina de trigo sarraceno

10 g de cáscaras de psyllium (psyllium husk)

5 g de sal

2 g de azúcar (opcional)

400 ml de agua

30 ml de AOVE

10 g de levadura fresca o 6 g de levadura seca (1 sobre)

1 huevo

30 g de semillas (calabaza, girasol, sésamo o amapola)

Equipo y utensilios:

2 boles

Espátula

Molde de horno rectangular alto (24 cm aprox.)

Varillas

Batidora (opcional)

Tips:

El ingrediente clave para que el pan esponje es el psyllium, no lo olvides en la preparación.

Este pan admite perfectamente la congelación. Puedes congelarlo completo o en porciones, o mantener en la nevera hasta 7 días.

Elaboración:

1. Mezcla en un bol la harina, el psyllium, la sal y el azúcar.

2. En otro bol añade el huevo, el AOVE, el agua y la levadura. Bate bien con unas varillas hasta disolver la levadura e integrar los ingredientes.

3. Vierte los ingredientes líquidos en los secos removiendo sin parar con una espátula (o batiendo a baja velocidad) hasta tener una masa homogénea sin grumos. La masa debe quedar pegajosa y espesa, pero lo bastante líquida para verterla con facilidad en el molde.

4. Pon papel de hornear en el interior del molde si es de metal; si es de silicona, engrásalo con una servilleta empapada en AOVE.

5. Vierte la masa en el molde sin sobrepasar ¾ de su capacidad. Coge el molde por los bordes y dale unos golpecitos contra la superficie de trabajo para que se distribuya bien. Luego deja que repose en un sitio cálido (20-25 °C) durante 1 o 2 horas para que la masa fermente.

6. Cuando la masa haya fermentado esparce las semillas por toda la superficie del pan presionándolas ligeramente para adherirlas a la masa.

7. Precalienta el horno a 180 °C con ventilador, introduce el molde y hornea durante 40 minutos, controlando de vez en cuando para que no se quemen la superficie ni las semillas.

8. Al acabar el tiempo verifica la cocción introduciendo un palito largo de madera en el centro del pan. Si sale con restos de masa, hornea 5-10 minutos más; si sale limpio, estará listo.

9. Saca el pan del horno y deja que se enfríe en el molde unos minutos. Luego retira el molde y colócalo en una rejilla para que se enfríe por completo.

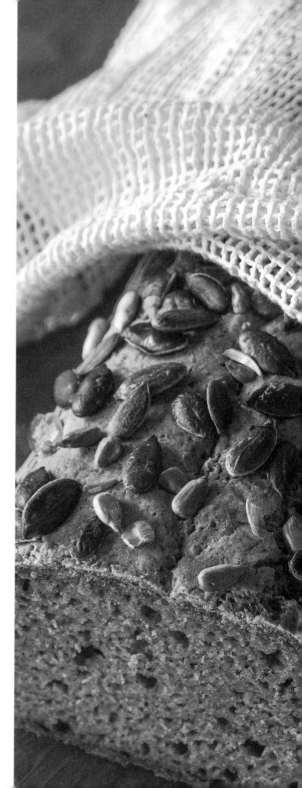

10. Corta en rebanadas. Puedes tostarlo un poco más si quieres. Disfrútalo con queso, hummus tres colores (p. 180), dip de berenjenas (p. 52) o sopa de ajos, cebollas y familia (p. 108).

Variantes:

- Prueba una mezcla de harinas sin gluten. Por ejemplo, para un sabor más neutro, usa la mitad de harina de arroz. También puedes añadir proteína de suero de sabor neutro.

- Da sabor a la masa añadiendo trozos de cebolla, de aceitunas negras y tomillo, o con una mezcla de tomates secos (hidratados) y orégano.

73. Hash browns de yuca

 Porciones: 3-4

 Tiempo: 30 minutos

 Comida: (P) (V) (Ve) (SG)

Ingredientes:

1 yuca mediana entera
700 ml de agua
20 ml de AOVE
<1 g de cebolla molida (opcional)
<1 g de ajo molido (opcional)
Sal al gusto
Queso rallado para servir (opcional)

Equipo y utensilios:

Tabla de cortar
Cuchillo de chef
Olla grande
Rallador
Bol mediano
Sartén antiadherente

Tips:

Usa una espátula larga para manipular los hash browns, ya que es fácil que se partan cuando están calientes.

Elaboración:

1. Pela la yuca con la ayuda de un cuchillo y córtala en cilindros grandes, de más o menos 7-8 cm.

2. Pon a hervir una olla con 700 ml de agua con una cucharadita de sal. Cuando entre en ebullición, agrega la yuca y deja que se cocine en agua hirviendo hasta que esté blanda pero firme (que al pincharla tenga algo de resistencia). Saca de la olla, escúrrela y deja que se enfríe.

3. Corta los cilindros de yuca por la mitad y retira la vena gruesa del centro.

4. En un bol, ralla la yuca por el lado grueso del rallador. Luego añade el ajo, la cebolla y la sal, y remueve muy bien.

5. Engrásate un poco las manos y, con la yuca rallada, haz bolitas de 2 a 3 cm de diámetro. Luego presiónalas entre las palmas hasta que tengan forma de tortita y ve colocándolas con cuidado en un plato.

6. Pon una sartén grande a fuego medio alto y añade el AOVE. Cuando esté bien caliente añade los hash browns y deja que se cocinen durante 4 minutos por cada lado, hasta que estén dorados y tostaditos. Si quieres que queden aún más crujientes, puedes tostarlos en el horno durante 10 minutos más.

7. Sirve los hash browns calientes con queso rallado, kétchup saludable (p. 44) o mermelada de tomates y pimientos (p. 54). Se pueden comer solos para desayunar o como entrante o acompañante de carnes y pescados.

Variantes:

- Cambia la yuca por patatas o boniatos.

- Añade otras especias o mezcla el queso rallado con la yuca rallada antes de hacer los hash browns.

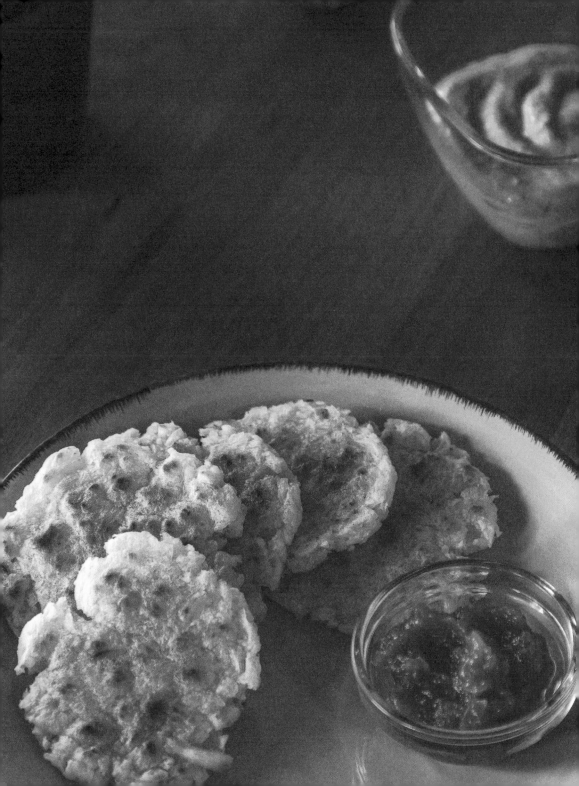

74. Boniatos infusionados con aromáticos

 Porciones: 3-4

 Tiempo: 1 hora
30 minutos

 Comida: (P) (V) (Ve) (SG)

Ingredientes:

500 g de boniatos (2 medianos)
1 g de canela molida
250 ml de agua fría
>1 g de pimentón dulce
1 ramita de romero (o 1 g seco)
15 ml de AOVE

Equipo y utensilios:

Tabla de cortar
Cuchillo de chef
Olla mediana con tapa
Bol grande
Bandeja de horno

Tips:

Los pasos 2 y 3 son opcionales, pero considera que la precocción a 70 °C potencia el dulzor natural de los boniatos en el posterior asado en el horno. Prueba y verás la diferencia.

No se recomienda guardar los boniatos asados en la nevera o congelarlos porque pierden textura. Sin embargo, puedes usar los restos fríos en ensaladas o salteados para un brunch.

Elaboración:

1. Pela los boniatos y córtalos en bastones de tamaño similar.

2. Pon a hervir una olla mediana con suficiente agua (1 litro aproximadamente). Cuando entre en ebullición baja el fuego al mínimo posible, añade los bastones de boniato y 250 ml de agua fría.

3. Tapa la olla y deja que se cocine durante una hora, pero sin que el agua hierva de nuevo. Pasado este tiempo, saca los boniatos y sécalos un poco con un paño de cocina (este procedimiento potencia el sabor dulce de los boniatos, pero es prescindible).

4. Pon los bastones de boniato en un bol y esparce por encima el AOVE. Remueve para impregnarlos todos con el aceite. Añade la canela molida y el pimentón dulce, y remueve todo de nuevo.

5. Precalienta el horno a 200 °C. Cubre la bandeja de horno con papel de hornear si no es antiadherente. Dispón los bastones sobre la bandeja y ásalos hasta que los bordes comiencen a dorarse (unos 20 minutos).

6. Saca la bandeja y, con una espátula o pinza, da la vuelta a los boniatos. Añade hojitas de romero y hornea durante 10 minutos más si hace falta.

7. Sirve de inmediato y acompaña con un ceviche (p. 138) o hamburguesas de garbanzos (p. 174).

Variantes:

- Cambia los boniatos por trozos de calabaza o plátanos machos maduros.

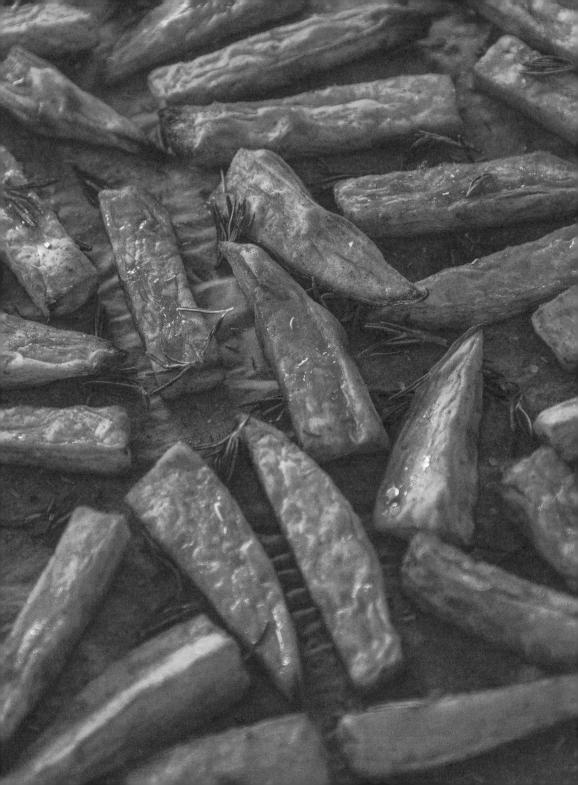

75. Chips de yuca con mojito de cilantro

 Porciones: 3-4 | Tiempo: 30 minutos | Comida: (P) (V) (Ve) (SG)

Ingredientes:

1 yuca mediana entera
700 ml de agua
10 ml de AOVE
Sal al gusto

Mojito de cilantro
20 g de cilantro fresco
5 g de perejil fresco
60 g de pimiento verde
20 g de cebolla blanca
1 diente de ajo
30 ml de AOVE
30 ml de vinagre de manzana
30 g de aguacate (opcional)
Sal al gusto

Equipo y utensilios:

Tabla de cortar
Cuchillo de chef
Olla mediana
Bandeja de horno
Brocha de cocina
Procesador de alimentos
Bote de cristal pequeño con tapa

Elaboración:

1. Pela la yuca y córtala en cilindros de más o menos 7-8 cm.

2. Pon una olla a hervir con 700 ml de agua y una cucharadita de sal. Cuando entre en ebullición agrega la yuca y deja que se cocine en agua hirviendo hasta que esté blanda pero firme (que al pincharla ofrezca algo de resistencia). Saca de la olla, escurre y deja enfriar.

3. Corta los cilindros de yuca por la mitad larga y retira la vena gruesa del centro. Luego córtalos a lo largo en bastones gruesos.

4. Precalienta el horno a 190 °C con ventilador. Si la bandeja de horno que usas no es antiadherente, cúbrela con papel de hornear.

5. Distribuye los bastones de yuca sobre la bandeja y, con una brocha de cocina, úntalas con AOVE por todos lados (no empapes de grasa, es solo una pincelada).

6. Hornea hasta que la yuca esté dorada y crujiente (unos 20 minutos). Hay que vigilar la cocción porque pasan de crujientes a quemadas en un momento.

7. Mientras la yuca está en el horno prepara el mojito de cilantro. Retira las semillas del pimiento verde y corta todos los ingredientes en trozos gruesos. Luego colócalos en un procesador de alimentos o batidora de mano y procesa mediante pulsaciones hasta tener trocitos muy pequeños (no triturado). Si está muy espeso, añade algo más de aceite o de agua. Prueba el mojito y ajusta la sal.

8. Sirve los bastones de yuca recién salidos del horno y acompáñalos con el mojito de cilantro. También puedes añadir el mojito de cilantro a pescados o pollo asado (p. 120) o renovar restos de arroz blanco en un exquisito arroz verde.

Variantes:

- Usa patatas en vez de yuca.

- Añade al mojito aguacate o mayonesa para una textura más cremosa.

Tips:

Los chips de yuca quedan más crujientes si los dejas cocidos un día en la nevera antes de hornearlos.

Las yucas se conservan muy bien congeladas una vez hervidas y las puedes hornear directamente justo antes de cocinar.

El mojito de cilantro puede durar hasta 1 semana en la nevera.

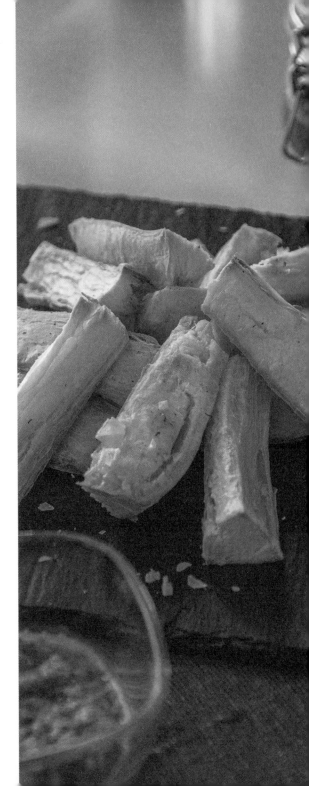

76. Patatas hasselback (acordeón)

 Porciones: 3-4

 Tiempo: 5 minutos
+ 35 minutos de horno

 Comida: (P) (V) (Ve) (SG)

Ingredientes:

500 g de patatas (2 grandes)
30 ml de AOVE o 20 g de mantequilla derretida
<1 g de ajo molido
<1 g de cebolla molida
Sal y pimienta al gusto
1 ramita de romero fresco (opcional)

Equipo y utensilios:

Tabla de cortar
Cuchillo de chef
Fuente de horno
Bol
2 palillos chinos (opcional)
Brocha de cocina

Tips:

Usa una espátula larga para levantar las patatas de la fuente una vez cocidas, ya que es fácil que se partan y pierdan la forma.

Elaboración:

1. Precalienta el horno a 180 °C. Si la fuente de horno no es antiadherente, cúbrela con papel de hornear.

2. Limpia bien las patatas con un cepillo pequeño y sécalas con papel absorbente.

3. Pon una patata entera sobre la tabla de cortar fijándola entre dos palillos chinos.

4. Corta la patata en rodajas de no más de 5 mm, pero sin llegar al final, de manera que se mantenga unida por abajo y separada por arriba, como en forma de acordeón (para eso sirven los palillos chinos a los lados).

5. Haz lo mismo con todas las patatas y disponlas en la fuente del horno.

6. En un bol mezcla el AOVE, el ajo, la cebolla y las hojitas de romero fresco y, con una brocha de cocina, unta la mezcla de aceite por todas las patatas y entre las rodajas, con cuidado de no separarlas. Salpimienta al gusto.

7. Hornéalas durante 25 minutos más o menos (el tiempo concreto dependerá del tamaño de las patatas). Saca la bandeja y vuelve a pintar las patatas con el aceite. Introduce de nuevo en el horno durante 10 minutos más o hasta que las patatas estén crujientes por fuera y suaves por dentro.

8. Sirve con un poco de sal y romero.

Variantes:

- Cambia las patatas por boniatos (estos requerirán menos tiempo en el horno).

- Coloca trozos finos de queso, beicon o cebolla entre las rodajas de patata mientras horneas para darles más sabor.

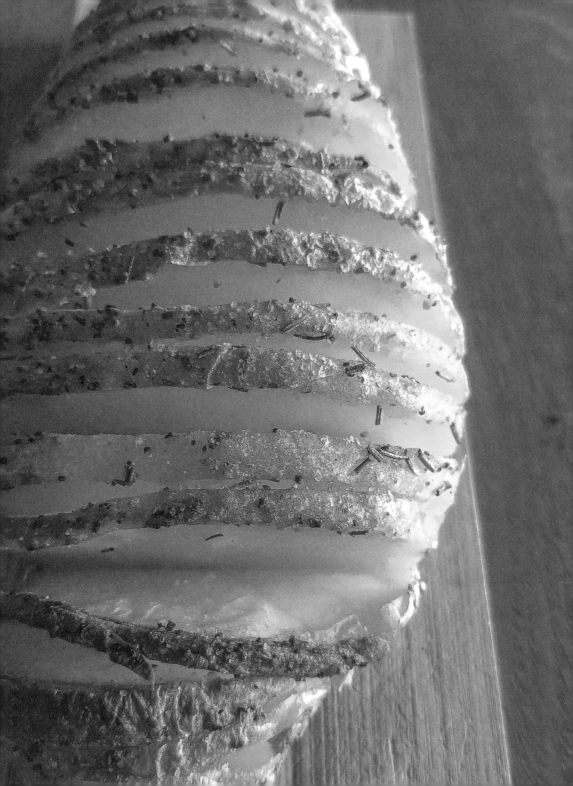

77. Patatas doradas con beicon y chalotas

 Porciones: 3-4   Tiempo: 30 minutos   Comida: (P) (SG)

Ingredientes:

500 g de patatas pequeñas o baby (5 cm de diámetro aprox.)
4 chalotas o 50 g de cebolla roja
50 g de beicon ahumado
30 ml de AOVE (dividido en 2 partes)
1 ramita de tomillo o de romero fresco
Sal en escamas y pimienta

Equipo y utensilios:

Tabla de cortar
Cuchillo de chef
Olla grande con tapa
Sartén antiadherente grande
Espátula
Bol

Tips:

Puedes precocinar las patatas en el microondas durante 5 minutos a máxima potencia y luego seguir en el paso 3 de la preparación.

Se pueden preparar por adelantado y calentar en el horno justo antes de servir para que no pierdan el tostado.

Elaboración:

1. Limpia bien las patatas con agua y un cepillo pequeño. Corta las chalotas finamente y el beicon ahumado en trozos pequeños.

2. Pon las patatas en una olla o sartén grande y añade agua hasta cubrirlas a un poco más de la mitad. Echa suficiente sal, tapa la sartén y deja que se cocinen a fuego medio alto hasta que estén blandas pero firmes (más o menos 20 minutos). Retíralas del agua y espera a que se enfríen un poco.

3. Deja una patata en la tabla de cortar y, usando otra tabla o el fondo de una sartén, aplástala presionando con cuidado para que se mantenga entera. Con una espátula, despega la patata de la tabla y ponla sobre un plato. Repite este procedimiento con todas las patatas.

4. Calienta una sartén antiadherente a fuego medio con 15 ml de AOVE. Cuando haya cogido temperatura, añade el beicon ahumado y deja que se cocine removiendo hasta que dore y suelte parte de la grasa. Agrega las chalotas y deja que se cocine todo junto durante 2 minutos. Pasa todo a un bol y deja parte de la grasa en la sartén.

5. Sube un poco la temperatura de la sartén y añade el AOVE restante. Cuando esté caliente coloca las patatas y dóralas por ambos lados (8 minutos aproximadamente). Si no caben o quedan muy juntas, dóralas en tandas.

6. Apaga el fuego y, sin sacar las patatas de la sartén, añade el beicon ahumado, las chalotas, el tomillo, las escamas de sal y la pimienta por encima. Remueve todo para integrar los sabores con cuidado de no partir las patatas (si no caben todas las patatas en la sartén, hazlo en una bandeja grande).

7. Sirve de inmediato y acompaña con unos huevos estrellados o como guarnición para cualquier carne o pescado, como costillas BBQ (p. 114), solomillo de ternera (p. 252) o magret de pato (p. 254).

Variantes:

- Cambia el beicon ahumado por chorizo fresco desmenuzado o taquitos de jamón ibérico.

- Cambia las chalotas por ajo y el tomillo por perejil fresco para hacer unas patatas tradicionales.

- **Variante vegana**: Sustituye el beicon por una mezcla de pimentón ahumado con levadura nutricional a partir del paso 6 de la receta.

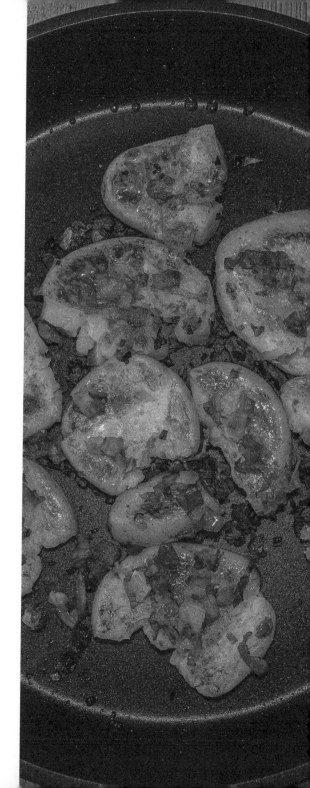

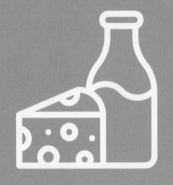

Ganadería

La ganadería es casi tan antigua como la agricultura. Las mismas estrategias que usamos para moldear las plantas, como cruces y selecciones artificiales, nos sirvieron después para moldear los animales.

En vez de cazar directamente la comida del día, empezamos a cercar la manada para evitar que se dispersara. Los animales más violentos y difíciles de controlar eran los primeros que se sacrificaban. Los más flacos también se descartaban. Cada generación era, por tanto, más dócil y gorda que la anterior. En pocos siglos estos animales eran incapaces ya de valerse por sí mismos en libertad, por lo que mantenerlos vivos pasó a ser nuestra responsabilidad. Debíamos darles alimento y protección. Ellos, a cambio, nos proporcionaban carne, pieles y leche.

Las vacas, por ejemplo, descienden de los uros, unos de los mayores herbívoros de la Europa posglacial. El problema inicial de la ganadería es que debíamos esperar varios años para aprovechar la carne de los animales. Pero, una vez más, el ingenio humano encontró una manera de rentabilizarlos: hace más de siete mil años aprendimos a hacer queso.

Hasta el inicio de la agricultura, los humanos no tomábamos leche más allá de la infancia, por lo que el gen que producía lactasa se desactivaba tras esta etapa. La lactasa es la enzima responsable de digerir la lactosa y en su ausencia la leche suele causar problemas intestinales. Transformar la leche en queso nos ofreció dos ventajas importantes: primero, permitía aprovechar los nutrientes de la leche sin provocar molestias estomacales, ya que la fermentación elimina gran parte de la lactosa; segundo, alargaba la vida del alimento, que podía mantenerse en forma de queso durante mucho más tiempo.

Algo similar ocurrió con el yogur. Se cree que en aquella época guardaban la leche en sencillas vasijas y pieles de cabra, y la exposición a determinadas bacterias produjo una fermentación espontánea. Fue uno de esos muchos casos en los que aparentes fracasos dieron lugar a grandes avances. Con el tiempo aprendimos a controlar el proceso y a hacer un alimento todavía más nutritivo que la leche, con mayor efecto beneficioso sobre nuestra microbiota.

Poco después de aprender a fabricar yogur y queso se produjo en algunos individuos una mutación que mantenía el gen de la lactasa activo después de la infancia, lo que permitía alimentarse directamente de la leche. En la fría Europa de entonces esto ofreció una ventaja clara, lo que provocó la rápida expansión de esta mutación.

Los lácteos más consumidos en la actualidad son de vaca, pero te recomendamos que incluyas, además, otros elaborados a partir de leche de oveja o cabra, que aportan distintos tipos de proteínas y grasas.

(Recetas de la 78 a la 81).

78. Fo-queijo (pan de queso estilo focaccia)

 Porciones: 3-4 | Tiempo: 40 minutos | Comida: (V) (SG)

Ingredientes:

300 g de almidón de yuca
150 g de queso feta (o fresco con sal)
1 huevo
10 g de polvo de hornear
(levadura química)
Sal al gusto

Topping
¼ de cebolla blanca fresca (1 g de cebolla molida)
10 ml de AOVE
1 ramita de romero fresco
Sal en escamas para servir

Equipo y utensilios:

Tabla de cortar
Cuchillo de chef
Rallador
3 boles
Bandeja de horno

Tips:

Es un pan delicioso y sin gluten.
Puedes guardarlo en el congelador ya listo (sin hornear) y sacar directamente del congelador y hornear justo antes de consumir.

Elaboración:

1. Corta la cebolla blanca finamente y mézclala en un bol con el AOVE y las hojitas de romero fresco. Reserva.

2. Precalienta el horno a 180 °C con calor arriba y abajo. Corta dos trozos de papel de hornear de más o menos 30 cm cada uno.

3. En un bol pequeño bate el huevo con un tenedor y mezcla con el queso feta previamente rallado o desmenuzado.

4. En un bol mediano mezcla el almidón de yuca, el polvo de hornear y una pizca de sal. Añade el huevo y el queso feta, y mezcla con las manos hasta formar una masa. Si la masa está muy seca y se separa, ve añadiendo un poco de agua hasta que esté maleable y se despegue bien de las manos.

5. Haz una bola de masa y colócala entre los dos papeles de horno. Aplástala un poco con la mano sobre el papel y luego pasa un rodillo para terminar de extender y aplastar hasta que tenga de 1 a 2 cm de espesor.

6. Retira el papel de arriba y, con una brocha de cocina, impregna la superficie de la masa con la mezcla de cebolla, aceite y romero. Luego pincha con un tenedor la superficie de la masa.

7. Tapa de nuevo con el papel y coloca la masa en una bandeja de horno. Hornea 20 minutos, luego retira el papel de arriba y deja que se cocine hasta que se dore (5 minutos más).

8. Saca del horno y espera a que se enfríe un poco. Córtala en trozos y sírvela tibia sola o como guarnición de lo que desees.

Variantes:

- Prepara solamente el pan de queso haciendo bolitas de 20 g cada una y sin añadir el topping.

- Cambia el topping: añade por ejemplo aceitunas, queso parmesano, ajo molido, tomates secos, etc.

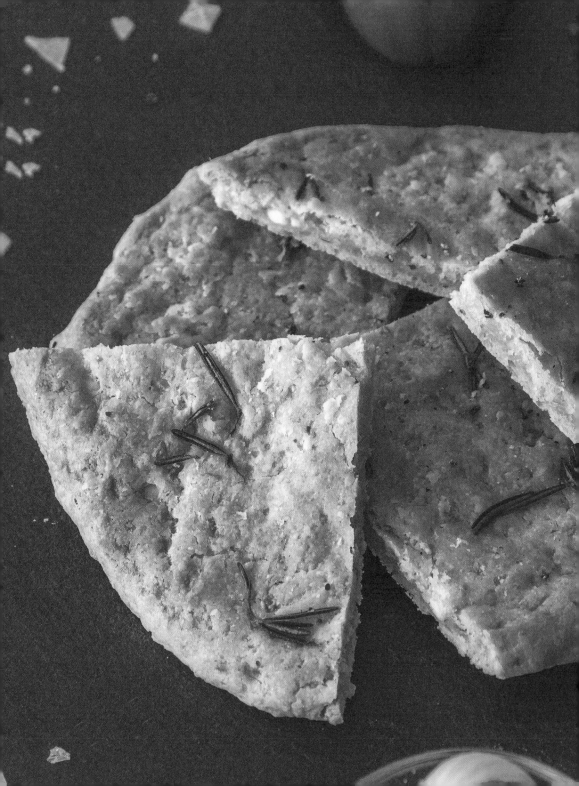

79. Espirales de lentejas a los 4 quesos

 Porciones: 2

 Tiempo: 15 minutos

 Comida: (V) (SG)

Ingredientes:

200 g de espirales de lentejas
10 g de mantequilla con sal
<1 g de ajo molido (opcional)
<1 g de cebolla molida (opcional)
50 ml de nata líquida
50 ml de leche
25 g de queso cheddar
25 g de queso gruyer (o emmental)
20 g de queso azul (o roquefort)
30 g de queso parmesano (dos partes)
<1 g de nuez moscada (opcional)
Sal y pimienta negra al gusto

Equipo y utensilios:

Colador
Rallador
Sartén
Olla pequeña

Tips:

La salsa 4 quesos siempre hay que prepararla a fuego medio bajo; si no, corres el riesgo de que se quemen la mantequilla o las especias, o de que se corte la nata.

Transforma este plato en un rico Mc & Cheese, utilizando solo queso cheddar, cambia el ajo y la cebolla por una cucharadita de mostaza y termina la cocción gratinando la pasta con el queso 10 minutos en el horno.

Elaboración:

1. Para preparar la salsa de queso, ralla los quesos.

2. Pon una sartén a fuego medio bajo y derrite la mantequilla, y añade el ajo y la cebolla para que se infusione un poco. Incorpora la nata líquida y la leche y remueve sin que llegue a hervir.

3. Agrega el queso azul, el gruyer, el cheddar y la mitad del parmesano. Mezcla con la nata removiendo sin parar hasta que los quesos se fundan y estén integrados del todo. Esparce una pizca de nuez moscada y rectifica la sal (en general no hace falta porque los quesos son salados). Baja el fuego al mínimo y tapa mientras cocinas la pasta.

4. Pon a hervir agua con sal en una olla y cuece la pasta durante 8-10 minutos o el tiempo indicado en el envase. Cuela las espirales y añádelas poco a poco a la sartén con la salsa de queso. Remueve.

5. Sirve de inmediato con el resto del queso parmesano y un poco de pimienta negra recién molida.

Variantes:

* Cambia el tipo de queso por algunos más suaves, como mozzarella, requesón, etc.

* Añade champiñones o brócoli cocidos a la salsa para darle un toque de sabor adicional.

* Usa pasta de calabacín o konjac para obtener una versión baja en carbohidratos.

* **Variante vegana**: Usa quesos veganos, leche de almendras y levadura nutricional.

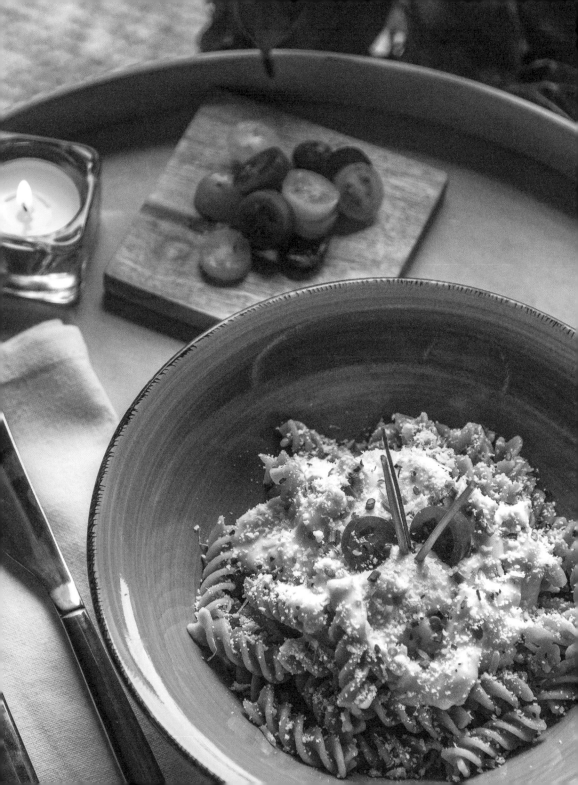

80. Risotto fácil de espárragos

 Porciones: 2

 Tiempo: 40 minutos

 Comida: (SG) (V) (SG)

Ingredientes:

100 g de arroz de grano redondo
400 ml de caldo de pollo
150 ml de agua
50 ml de vino blanco seco (opcional)
50 g de cebolla blanca o puerro
1-2 dientes de ajo
150 g de espárragos verdes finos
30 g de mantequilla (en dos porciones de 15 g)
30 g de queso parmesano rallado
Sal y pimienta blanca al gusto
Hojas de perejil para servir
Pimentón picante para servir (opcional)

Equipo y utensilios:

Colador
Tabla de cortar
Cuchillo de chef
Colador
Olla pequeña
Olla mediana con tapa
Cuchara de madera
Cucharón de sopa

Elaboración:

1. Pon el arroz en un colador y lávalo bajo agua corriente hasta que el agua salga transparente. Deja que escurra un poco.

2. Corta la base dura de los espárragos. Extiéndelos en un plato apto para microondas y cúbrelos con papel absorbente un poco húmedo. Cocina 3 minutos en el microondas a máxima potencia. Retira las servilletas y espera a que se enfríen (también puedes blanquearlos como en la ensalada de primavera, p. 84).

3. Corta los espárragos en rodajas pequeñas (1 cm), pero deja las puntas largas para servir. Corta finamente la cebolla, el ajo y el perejil.

4. Echa el caldo de pollo y el agua en una olla pequeña, y lleva a ebullición; luego baja la temperatura y mantenlo caliente.

5. Pon una olla mediana a fuego medio y derrite 15 g de mantequilla, añade la cebolla y sofríela hasta que se ablande, luego agrega el ajo y deja que se cocine 30 segundos más.

6. Pon el arroz en la olla y remueve hasta cubrir todos los granos con mantequilla (2 minutos). Luego añade el vino blanco y una pizca de sal y pimienta, y, sin dejar de remover, espera a que hierva para que se evapore el alcohol y el arroz absorba parte del líquido.

7. Agrega casi todo el caldo caliente, deja cerca de 100 ml para el final, remueve y lleva a ebullición. Luego baja la temperatura hasta que quede burbujeando, pero muy suavemente. Tapa la olla y deja que se cocine durante 20 minutos removiéndolo al menos dos veces durante este tiempo.

8. Destapa y prueba el arroz, el grano debería estar todavía un poco duro. Añade el resto del caldo caliente, los espárragos cortados (menos las puntas), 15 g de mantequilla y el queso parmesano, y, removiendo muy lentamente, deja que se co-

cine 5 minutos más hasta que el risotto termine la cocción y esté cremoso.

9. Retira del fuego, tapa y deja que repose al menos durante 5 minutos. Si te ha quedado muy espeso, agrega un poco más de caldo o agua.

10. Coloca encima las puntas de los espárragos, el perejil y un poco más de pimienta u hojuelas de pimentón picante y sirve de inmediato.

Variantes:

- Añade azafrán, cambia los espárragos por champiñones o agrega al sofrito taquitos de jamón, chorizo o gambas.

- Cambia la mantequilla por crema de leche o añade una burrata en el centro del risotto para servir.

- **Variante vegana**: Sustituye la mantequilla por AOVE y el queso por levadura nutricional y un poco de bebida vegetal.

Tips:

El risotto es mejor comerlo enseguida. No es recomendable refrigerar, pero los restos pueden transformarse en unas ricas tortitas de arroz.

Lava el arroz bajo agua corriente, no lo pongas en remojo.

El tipo de arroz determinará el tiempo de cocción y la cremosidad. El de grano redondo tipo arborio dará siempre mayor cremosidad por su alto contenido de almidón. El arroz integral tarda el doble que el arroz blanco en cocerse y necesitará el doble de caldo.

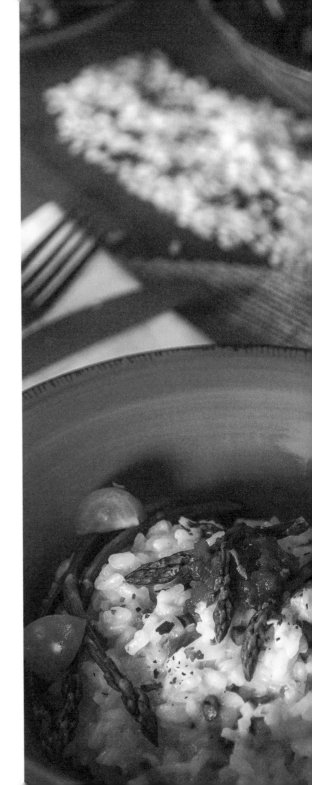

81. Galletas de queso para compartir

 Porciones: 7-10   Tiempo: 40 minutos   Comida: (V) (SG)

Ingredientes:

100 g de queso cheddar en trozo (no rallado)
50 g de mantequilla con sal
2 g de tomillo seco
50 g de harina de trigo sarraceno o de arroz
Pimienta negra (opcional)

Equipo y utensilios:

Rallador
Cuchillo
Boles
Papel film
Bandeja de horno

Tips:

Estas galletas son perfectas para compartir con familia y amigos, son fáciles y puedes preparar la masa por adelantado y mantenerla refrigerada.

Elaboración:

1. Corta un trozo de papel film de 30 × 30 cm más o menos.

2. Ralla el queso cheddar por el lado medio del rallador. Corta la mantequilla en cubos pequeños y ablándala unos segundos en el microondas si está muy fría.

3. Pon el queso, la mantequilla y el tomillo en un bol. Mezcla bien con las manos hasta integrar todo muy bien.

4. Ve agregando la harina en tandas y sigue amasando con las manos hasta tener una masa compacta.

5. Haz con la masa un cilindro de 5 cm de diámetro más o menos. Ponlo en el centro del papel film y envuelve como si fuera un dulce o un bombón, enrollando los extremos. Mete en la nevera y refrigera durante al menos 20 minutos para que la masa se endurezca un poco.

6. Precalienta el horno a 190 °C con ventilador. Cubre la superficie de la bandeja de horno con papel de hornear si no es antiadherente.

7. Saca la masa de la nevera, retira el papel film y, con un cuchillo, corta el cilindro en rebanadas de menos de 1 cm. Colócalas en la fuente de horno un poco separadas entre sí.

8. Hornea durante entre 8 y 10 minutos si deseas galletas con textura blanda o entre 12 y 14 para una textura crujiente.

9. Saca del horno y, sin tocarlas, espera a que se enfríen por completo sobre la bandeja. Consérvalas en un recipiente hermético durante dos días fuera de la nevera.

10. Sírvelas solas o para acompañar la sopa de ajos, cebollas y familia (p. 108), cremas (pp. 102-106) o cualquier ensalada.

Variantes:

- Cambia el tipo de queso por gouda o emmental.

- Sustituye la harina de trigo sarraceno por 30 g de harina de almendras para una variante baja en carbohidratos.

- Usa esta masa para hacer un crumble de queso de un plato horneado.

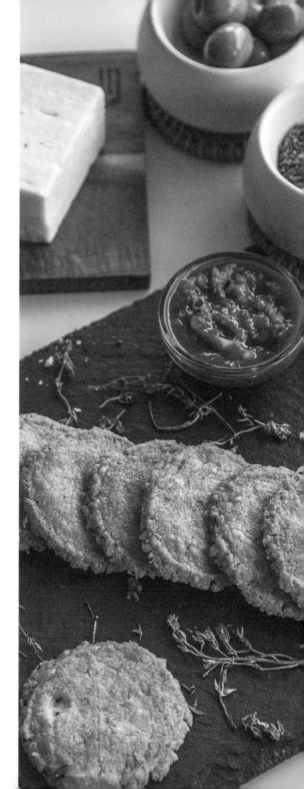

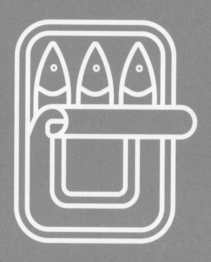

Revolución industrial

A finales del siglo XVIII, el ser humano combinó nuevos descubrimientos para dar lugar a uno de los hitos más importantes de la historia: la Revolución industrial.

Por un lado, descubrimos que el vapor procedente del calor puede mover objetos pesados. La máquina de vapor producía energía mecánica a partir de agua caliente, que podía así empujar pistones, locomotoras y bombas.

Mejoramos también la capacidad de moldear a nuestro antojo materiales como el acero, que producíamos ya en gran cantidad.

La tercera gran innovación tuvo que ver con nuestra forma de organización, al inventar ideas sencillas pero transformadoras, como la cadena de ensamblaje.

Todo lo anterior hizo que, poco a poco, las máquinas reemplazaran a los músculos. Productos que hasta entonces habían sido creados a mano, uno a uno en pequeños talleres, podían replicarse sin descanso en grandes fábricas.

Las nuevas maquinarias y fertilizantes aumentaron la productividad de la tierra, de la que se obtenía mucha más comida por agricultor. Millones de campesinos dejaron atrás los campos para trabajar en las nuevas cadenas de ensamblaje.

Este proceso transformó la sociedad y también nuestra dieta. Cada vez se preparaba más comida en las fábricas y menos en las cocinas. Las máquinas permitían refinar más los alimentos y reducir su coste de producción, pero en muchos casos se redujo también su aporte nutricional. Se disparó el consumo de azúcar y harinas refinadas, que desplazaron a los alimentos tradicionales.

Por suerte, no todo fue malo. La Revolución industrial simplificó muchos procesos culinarios. Sin las herramientas adecuadas, cocinar suponía mucho esfuerzo y solo las familias adineradas tenían cocinas bien equipadas. Las fábricas automatizaron la construcción de multitud de utensilios de cocina y procesadores de alimentos hechos a partir de metales baratos pero duraderos. Gracias a ello, cocinar requería ahora menos tiempo.

Un buen ejemplo de lo anterior es la olla de presión. Al elevar el punto de ebullición del agua permitía cocinar a mayor temperatura y ahorrar tiempo en una sociedad cada vez más preocupada por la productividad.

La Revolución industrial facilitó también el desarrollo de nuevos medios de procesamiento y preservación, como las conservas y la congelación. Además de hacer los alimentos mucho más duraderos y seguros, estos avances nos permiten hoy preparar una buena comida en muy poco tiempo.

Por último, introduciremos una receta basada en soja texturizada, un alimento muy proteico, interesante para personas veganas y que solo es posible conseguir gracias a procesos industriales recientes.

Las conservas

Durante miles de años, las estrategias para conservar la comida fueron esencialmente las mismas. Hace más de siete mil años aprendimos a convertir la leche en queso alargando su duración y haciéndola más digerible.

Existen pruebas de que en Mesopotamia, hace más de cinco mil años, la carne ya se salaba, se ahumaba y se guardaba en aceite. Poco después se empezó a usar también el vinagre o se desecaban las frutas al sol para alargar su duración.

Evidentemente nuestros ancestros no sabían que gracias a estos métodos dificultaban el acceso de las bacterias a los alimentos. Las bacterias prosperan en entornos húmedos, y tanto el salado como el ahumado extraen el agua de la carne, lo mismo que logramos al desecar las frutas. El bajo pH del vinagre imposibilita la vida de la mayoría de las bacterias. El aceite reduce el contacto de los alimentos con el oxígeno, además de aportar compuestos antimicrobianos.

Estos métodos evolucionaron despacio y al inicio de la Revolución industrial usábamos casi los mismos mecanismos de conservación que en la antigua Grecia. Desarrollábamos nuevas estrategias de conservación por prueba y error, y, dado que la equivocación se pagaba con una peligrosa intoxicación, no había muchos incentivos para la innovación.

Pero, de repente, todo cambió.

A finales del siglo XVIII, Napoleón lideraba un enorme ejército contra sus vecinos, y sabía que muchos más soldados habían sido derrotados por el hambre que por las armas. La comida era energía, pero también munición.

Por este motivo, ofreció 12.000 francos a quien inventara una forma más sofisticada de conservar alimentos y distribuirlos entre sus soldados.

Multitud de científicos propusieron nuevos métodos, pero con poco éxito. Al final, fue Nicolás Appert, maestro confitero y chef, quien ganó el premio varios años después. Tras infinidad de pruebas, ideó un mecanismo basado en botellas de vidrio tapadas herméticamente que después hervía en agua. Era barato, rápido y seguro.

Además, al contrario que las técnicas de conservación que se habían usado durante milenios, este método no alteraba de manera relevante el sabor ni las propiedades de los alimentos.

Al igual que con los métodos ancestrales, nadie supo explicar por qué el invento funcionaba. Varias décadas después, Louis Pasteur atribuyó esta conservación a la eliminación de los microbios gracias al calor, hasta el punto de que esta técnica se denominó «pasteurización».

El progreso principal, sin embargo, llegó al combinar esta pasteurización con envases herméticos de hojalata, mucho más ligeros que el vidrio y más baratos de producir en las nuevas fábricas. De esta manera surgieron las conservas.

(Recetas con conservas 82, 83 y 84).

Nevera y congelador

El frío ha sido otro de los métodos clásicos para conservar los alimentos, pero dependíamos en gran medida del clima. El hielo era un efecto secundario del invierno.

En la antigua Grecia recogían hielo en las montañas nevadas y lo transportaban en grandes bloques hasta las ciudades. Se guardaba después en las llamadas «casas de hielo», estructuras subterráneas que permitían conservarlo durante meses.

Solo las familias adineradas podían permitirse mantener esta infraestructura, y tener hielo en verano se convirtió en un símbolo de estatus. Su uso se extendió a otras zonas, como Roma, donde el emperador Nerón ya enfriaba sus bebidas con hielo.

En sus viajes por Asia en el siglo XIII, Marco Polo documentó el uso de recetas similares a las de los helados actuales, para las que se servían del hielo almacenado durante el invierno.

El negocio del hielo cambió poco en los siglos siguientes. Aún consistía en transportar el hielo desde montañas o lagos congelados hasta las ciudades que lo requerían, pero la demanda era cada vez mayor.

En el siglo XVIII se popularizaron los cubitos de hielo y la gente se acostumbró a pedir las bebidas frías en bares y restaurantes.

Por fin, en el siglo XX, aparecieron los primeros frigoríficos. Redujeron en gran medida la cantidad de comida que se perdía y las intoxicaciones alimentarias por alimentos estropeados. El congelador apareció como el primo hermano del frigorífico y cambió por completo la industria del hielo.

Los negocios y las familias podían ahora producir el hielo que necesitaban en su propia casa evitando el transporte de agua congelada. El hielo ya no dependía del invierno.

Estos inventos abrieron la puerta a nuevas formas de conservar los alimentos. En los años veinte del siglo pasado, Clarence Birdseye patentó la ultracongelación a partir de sus aprendizajes con los inuit del norte de Canadá. Cuando los esquimales capturaban un pez, lo ponían a la intemperie sobre un trozo de hielo y el efecto del viento hacía que este pescado se congelara de inmediato. Comprobó que, al descongelarse, mantenía un sabor idéntico a cuando estaba fresco y mejoraba la calidad respecto a los alimentos congelados de manera más lenta.

Hoy sabemos que al congelar un alimento despacio se forman cristales de hielo, que perjudican su textura cuando se descongela. La ultracongelación acabó definitivamente con las estaciones, al permitirnos congelar durante meses todo tipo de alimentos y consumirlos cuando lo deseáramos.

Como suele ocurrir con cualquier innovación, muchas personas rechazaban al principio la comida ultracongelada. Pensaban que no sería igual de sana o que perdería propiedades. Estudios recientes, sin embargo, confirman que la ultracongelación mantiene casi intactas las cualidades nutricionales de los alimentos.

En el caso de las verduras, es posible incluso que las congeladas retengan más nutrientes que las que encuentras frescas en el supermercado. Las primeras se congelan casi de inmediato después de la recolección, el momento de mayor potencial nutricional. Las frescas, sin embargo, pasan varios días en las estanterías de almacenes o supermercados y con el tiempo pierden nutrientes.

Un beneficio adicional de las verduras y frutas congeladas es que están ya lavadas y listas para comer, lo que facilita la preparación de una comida saludable.

(Recetas con congelados de la 85 a la 88).

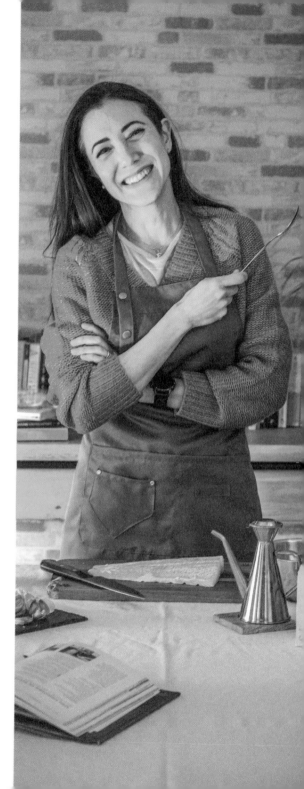

82. Ensalada de latas y botes

 Porciones: 3-4   Tiempo: 5 minutos   Comida: (V) (SG)

Ingredientes:

400 g de garbanzos cocidos de bote
200 g de corazones de alcachofa en bote o lata
200 g de pimientos rojos asados de bote o lata
100 g de aceitunas negras sin hueso en bote o lata
50 g de rúcula o espinacas baby (1 paquete)
60 g de queso feta (opcional)

Vinagreta
30 ml de AOVE
15 ml de vinagre de manzana
1 diente de ajo
<1 g de orégano seco (opcional)
Sal y pimienta al gusto

Equipo y utensilios:

Tabla de cortar
Cuchillo de chef
Ensaladera
Colador (opcional)
Bote de cristal con tapa

Elaboración:

1. Prepara la vinagreta. Machaca el diente de ajo y mézclalo con el resto de los ingredientes en un bote de cristal. Tapa y bate vigorosamente hasta que emulsione.

2. Saca las alcachofas, las aceitunas y los pimientos de los botes o latas, escúrrelos y córtalos en trozos de tamaño similar. Saca los garbanzos, enjuágalos en un colador bajo el agua corriente y deja que escurran.

3. Pon en una ensaladera los garbanzos, las alcachofas, las aceitunas y los pimientos. Añade la vinagreta y remueve bien para impregnar los vegetales. Salpiméntalos y deja que reposen durante 15 minutos.

4. Antes de servir añade la rúcula y esparce el queso feta desmenuzado. Acompaña con trozos de fo-queijo (p. 198) o con pan de trigo sarraceno (p. 182).

Variantes:

• Sustituye las alcachofas por champiñones de bote y los garbanzos por alubias cocidas. Agrega otras verduras o hierbas frescas, como cebollas, perejil, etc.

• En lugar de queso, añade una conserva de bonito o de sardinas en AOVE.

• Reemplaza el vinagre por limón y el ajo por comino, para aderezar.

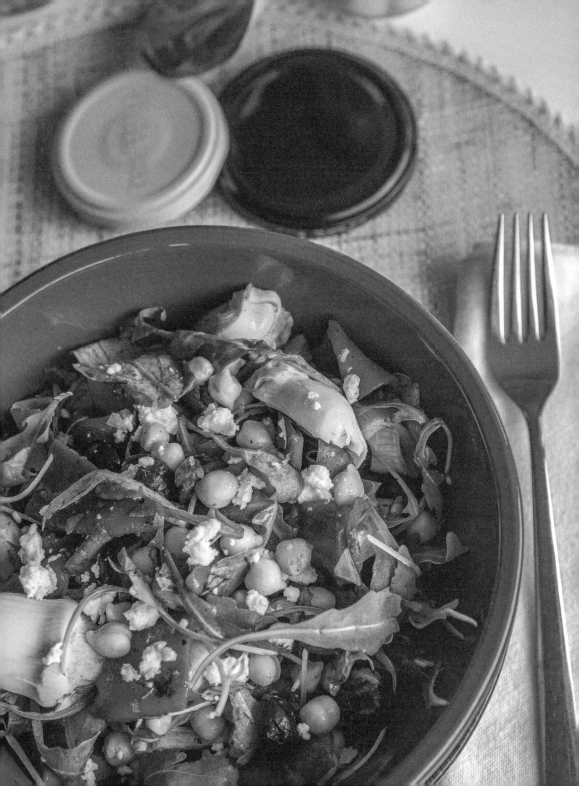

83. Ensalada de alubias y bonito

 Porciones: 2

 Tiempo: 5 minutos

 Comida: (SG)

Ingredientes:

400 g de alubias blancas cocidas (1 bote)
200 g de bonito del norte en AOVE (1 bote)
150 g de cebolla roja
250 g de tomates cherry
30 g de aceitunas negras
10 g de perejil
Sal y pimienta al gusto

Aderezo
20 ml de AOVE
5 ml de zumo de limón
15 g de mostaza de Dijon
<1 g de comino (opcional)

Equipo y utensilios:

Tabla de cortar
Cuchillo de chef
Ensaladera
Colador (opcional)
Bote de cristal con tapa

Tips:

Puedes preparar el aderezo con el propio AOVE que escurres del bonito.

Elaboración:

1. Prepara el aderezo mezclando los ingredientes en un bote de cristal hermético. Tapa y bate vigorosamente hasta que emulsione.

2. Corta la cebolla roja en juliana y los tomates y aceitunas por la mitad. Corta finamente el perejil y resérvalo para el momento de servir.

3. Enjuaga las alubias en un colador bajo el agua corriente. Escurre el exceso de AOVE del bonito (puedes usarlo para el aderezo).

4. En una ensaladera mezcla las alubias, el bonito, las cebollas, los tomates y las aceitunas negras. Añade el aderezo y remueve bien hasta que todos los vegetales estén impregnados.

5. Salpimienta, y esparce la mitad del perejil. Deja que repose durante 15 minutos antes de servir.

6. Sirve con el resto del perejil y algo más de sal. Acompaña con fo-queijo (p. 198) o tostadas de pan de trigo sarraceno (p. 182).

Variantes:

- Sustituye las alubias blancas por alubias rojas o por garbanzos cocidos. Puedes complementar la ensalada con pepino cortado en cubitos.

- En vez de bonito, usa conserva de salmón, sardinas o mejillones en AOVE.

- Cambia el aderezo reemplazando el AOVE por mayonesa casera.

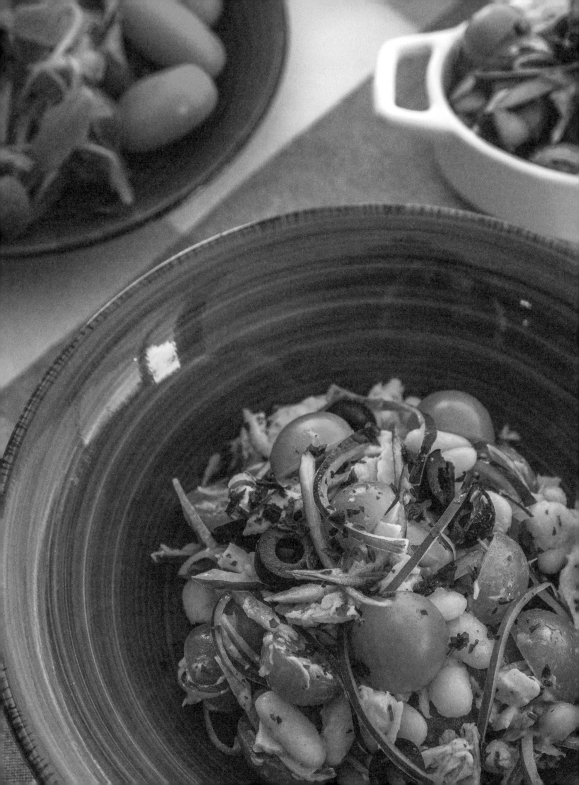

84. Ensalada sardinésar

 Porciones: 2

 Tiempo: 5 minutos

 Comida: (K) (SG)

Ingredientes

200 g de escarola o lechuga romana

100 g de sardinas en AOVE (mejor si están ahumadas)

40 g de avellanas naturales

20 g de queso parmesano

Sal y pimienta negra al gusto

Aderezo

50 g de mayonesa con AOVE

20 g de queso parmesano

10 g de mostaza de Dijon

1 diente de ajo

5 g de anchoas en salmuera (opcional)

Equipo y utensilios:

Tabla de cortar

Cuchillo de chef

Rallador

Bol

Ensaladera

Tips:

Para reducir calorías sustituye la mayonesa por yogur griego o queso batido.

Mejor si preparas la mayonesa en casa con AOVE; si no, compra una de calidad.

Elaboración:

1. Ralla el queso parmesano. Lava bien las hojas de escarola, escúrrelas y sécalas bien.

2. Pon las avellanas en un plato apto para microondas, mételas durante 1 minuto a máxima potencia y déjalas enfriar.

3. Prepara el aderezo mezclando los ingredientes en un bol pequeño. Escurre el exceso de AOVE de las sardinas.

4. En una ensaladera mezcla la escarola, las avellanas y el aderezo, y remueve bien hasta que todos los vegetales estén impregnados.

5. Sirve en porciones, distribuye las sardinas sobre una cama de escarola y esparce por encima el queso parmesano, la sal y la pimienta negra recién molida justo antes de servir.

6. Acompaña con hash browns de yuca (p. 184), fo-queijo (p. 198) o tostadas de pan de trigo sarraceno (p. 182).

Variantes:

• Prueba con sardinas ahumadas para un toque especial, o también con salmón.

• Añade otros frutos secos y cambia el parmesano por queso azul.

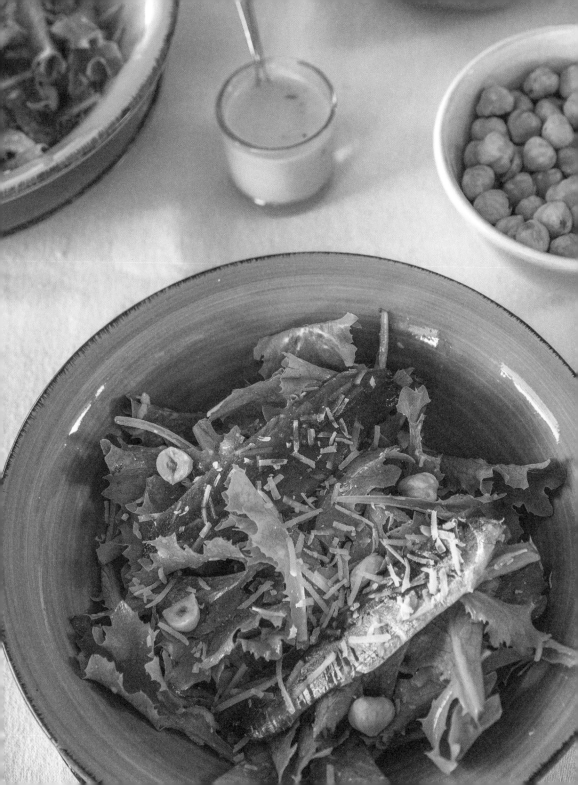

85. 4 smoothies 4U

 Porciones: 1   Tiempo: 5 minutos   Comida: (V) (SG)

Ingredientes:

Smoothie Poder-azul

120 g de arándanos o frutos rojos congelados
½ naranja
50 g de yogur griego natural
1 g de arándanos silvestres deshidratados molidos (opcional)
Edulcorante*

Smoothie Golden-vegan

140 g de piña o mango congelado
½ naranja (zumo)
100 g de yogur de coco
3 g de cúrcuma fresca o <1 g molida
10 g de jengibre fresco o <1 g molido
Edulcorante*

Smoothie Coco-loco

30 g de coco seco rallado
100 ml de leche o crema de coco
125 g de yogur de coco
50 g de leche de almendra o agua
½ plátano congelado
Gotas de esencia de vainilla
<1 g de canela molida (opcional)
Edulcorante*

Smoothie Caña-green

½ aguacate o 1 plátano congelado
50 g de hojas de espinacas o kale
200 ml de bebida de almendra
10 ml de zumo de limón
10 g de semillas de cáñamo (opcional)

Elaboración:

1. Pon los ingredientes en una batidora americana y cubos de hielo al gusto. Bate a máxima potencia hasta tener una textura líquida pero espesa.

2. Si prefieres smoothies más cremosos o espesos, añade como extra una cucharada de avena, medio plátano o una cucharada de crema de cacahuete (u otro fruto seco).

Variantes:

• Transforma estos smoothies en un rico bowl para desayunar reduciendo los ingredientes líquidos, lo que le proporcionará una textura más parecida a la de un helado. Puedes acompañarlos de granolas (pp. 166 y 168).

• Convierte estos smoothies en batidos para después de entrenar añadiendo un vasito de proteína de suero o proteína vegetal de tu preferencia, y un poco más de agua, bebida vegetal o leche.

Tips:

Puedes usar frutas frescas, pero las congeladas siempre le dan mejor textura al smoothie.

---

* Elige el edulcorante que prefieras: 5-10 g de mezcla de estevia y eritritol o 15-20 g de miel o 2-3 dátiles previamente remojados.

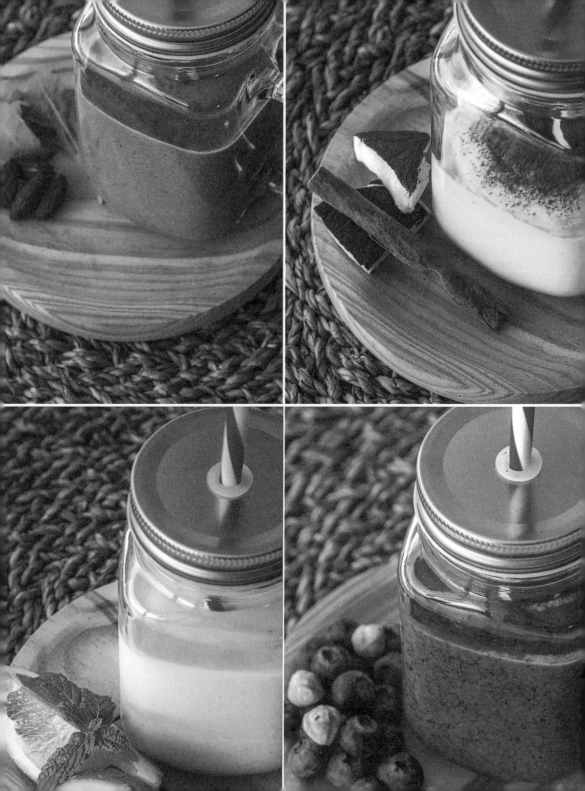

86. Minitarta de queso con coulis de frutos rojos

 Porciones: 4

 Tiempo: 40 minutos + 1 hora de nevera

 Comida: (SG)

Ingredientes:

Para la base

100 g de almendras

15 g de aceite de coco o mantequilla

15 g de azúcar de coco o 5 dátiles

Para la tarta

200 g de yogur griego natural sin azúcar

150 g de queso crema (a temperatura ambiente)

5-10 g de edulcorante*

5 ml de zumo de limón

5 ml de esencia de vainilla

Una pizca de sal

Para el coulis

200 g de frutos rojos congelados

15 g de miel (opcional)

Equipo y utensilios:

Olla pequeña

Batidora de mano

Procesador de alimentos (opcional)

4 vasos cortos o envases pequeños de compota o mermelada

Bol mediano

Elaboración:

1. Para preparar el coulis, pon una olla pequeña a fuego bajo. Añade los frutos rojos congelados y la miel. Tapa y deja que se cocine durante 40 minutos hasta que tenga textura de mermelada con trozos. Deja enfriar y reserva en la nevera. Pásalo por la batidora para obtener una textura más líquida y homogénea.

2. Para la base introduce las almendras, el aceite de coco y el azúcar de coco en un procesador de alimentos. Procesa todo hasta que las almendras estén molidas y tengas una especie de pasta arenosa. Distribuye la base en el fondo de cada envase y presiona para compactarla.

3. Para la tarta mezcla en un bol el yogur griego, el queso crema, el edulcorante, el zumo de limón, la esencia de vainilla y una pizca de sal hasta tener una crema homogénea.

4. Vierte la mezcla de queso en los envases dejando un poco de espacio para el coulis.

5. Distribuye el coulis sobre cada tarta e introduce en la nevera para que se enfríen.

Variantes:

- Prepara la base de avena como la del crumble de manzana (p. 68) o de granola (pp. 166 y 168).

Tips:

Si te gusta la tarta más firme, puedes añadir gelatina de sabor neutro en la preparación. Calienta un poco de leche en el microondas, la suficiente para disolver la gelatina, y añádela en el paso 3.

---

* Elige el edulcorante que prefieras: 5-10 g de mezcla de estevia y eritritol o 20 g de azúcar de coco.

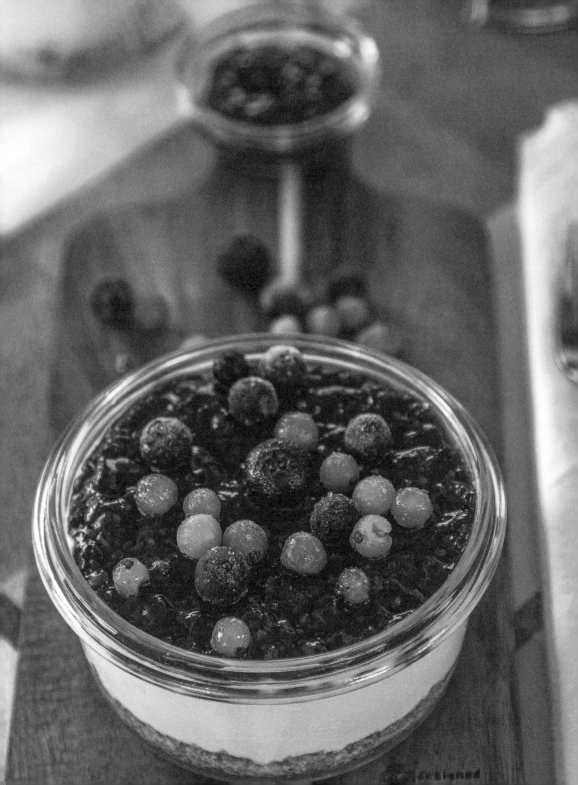

87. Minestrone fácil de congelados

 Porciones: 4

 Tiempo: 15 minutos

 Comida: (V) (SG)

Ingredientes

500 g de verduras de menestra congeladas (guisantes, judías, zanahoria, coliflor, habas, alcachofas y espárragos)

700 ml de caldo de pollo o de verdura envasado

350 g de tomate natural en trozos envasado

100 g de cebolla

2 dientes de ajo

70 g de espinaca o kale (opcional)

15 ml de AOVE

<1 g de pimentón dulce molido (opcional)

Sal y pimienta al gusto

30 de queso parmesano rallado

Equipo y utensilios:

Tabla de cortar

Cuchillo de chef

Olla grande

Tips:

Si el tomate ha acidificado un poco el caldo, añade una cucharadita de azúcar de coco.

Esta receta es perfecta para reciclar restos de verduras frescas; añádelos cortaditos en el paso 2.

Para potenciar el sabor de caldo, agrega un trozo de la cáscara del queso parmesano. Recuerda retirarla justo antes de servir.

Elaboración:

1. Corta finamente el ajo y la cebolla. Quita el tallo grueso a las hojas de espinacas y córtalas en trozos grandes si están enteras.

2. Pon una olla grande a fuego medio y añade el AOVE. Cuando se haya calentado un poco agrega la cebolla y el ajo, y deja que se cocinen removiendo sin parar durante 2 minutos.

3. Añade el caldo y el tomate envasado, y lleva a ebullición. Cuando el líquido comience a hervir añade la menestra de verdura congelada y una pizca de sal. Espera a que entre en ebullición de nuevo. Luego baja el fuego, tapa la olla y deja que se cocine 10 minutos más removiendo de vez en cuando.

4. Agrega las hojas de espinaca poco a poco para ir integrándolas en el caldo. Prueba el caldo y corrige la sal. Si te gusta la minestrone más espesa, deja que se cocine unos minutos más para que el líquido se reduzca.

5. Apaga el fuego, tapa y espera a que repose unos minutos. Sirve con un poco de queso parmesano rallado por encima y una rodaja de pan de trigo sarraceno tostada (p. 182).

Variantes:

• Añade alguna pasta corta de legumbres, konjac o alubias.

• **Variante vegana**: Cambia el queso parmesano por levadura nutricional o añade una cucharadita de salsa de soja al caldo.

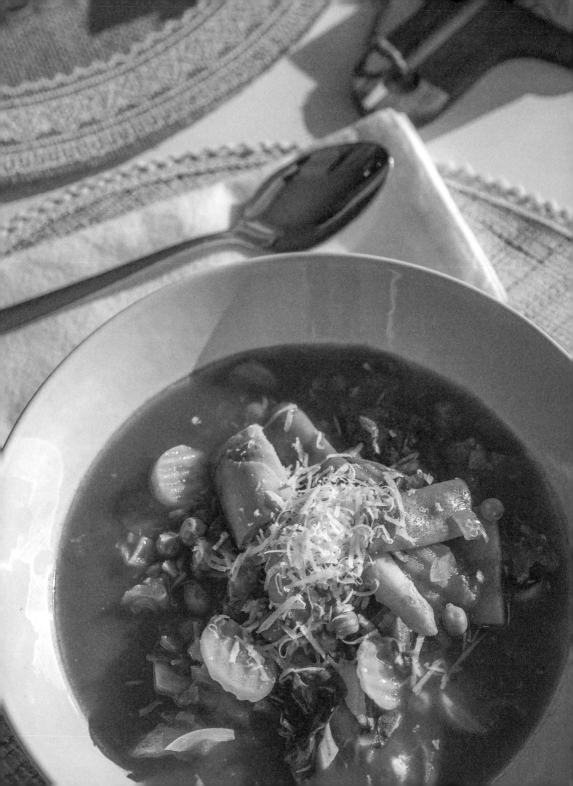

88. Salsa boloñesa de soja texturizada

 Porciones: 3-4

 Tiempo: 40 minutos

 Comida: (V) (Ve) (SG)

Ingredientes:

100 g de soja texturizada de grano fino

100 ml de caldo de verduras

150 ml de agua

100 g de cebolla blanca

2-3 dientes de ajo

100 g de zanahoria

50 g de champiñones

10 g de albahaca fresca

250 g de tomate natural triturado en conserva

30 g de pasta de tomate concentrada

2 g de orégano seco

2 g de ajo molido (opcional)

2 g de pimentón dulce molido

10 ml de sirope de dátil o 5 g de eritritol

15 ml de AOVE

Sal y pimienta al gusto

Para servir

100 g de pasta de trigo sarraceno

Levadura nutricional o queso parmesano

Equipo y utensilios:

Tabla de cortar

Cuchillo de chef

Tazón apto para microondas

Procesador de alimentos

Bol

Sartén profunda

Colador (opcional)

Elaboración:

1. Mezcla el caldo y el agua en un tazón y calienta en el microondas durante 1 o 2 minutos.

2. Pon la soja texturizada en un bol y añade el caldo caliente. Remueve y deja que repose hasta que esté hidratada (al menos 15 minutos). Luego escúrrela bien, pero reserva el caldo por si al finalizar quieres la salsa más líquida.

3. Corta la zanahoria, la cebolla y la albahaca en trozos. Pasa los vegetales a un procesador de alimentos junto con los champiñones y los dientes de ajo. Procesa todo con pequeñas pulsaciones hasta que quede cortado fino, pero no triturado. También puedes cortar todo finamente con un cuchillo, pero tardarás algo más.

4. Pon una sartén profunda o una olla mediana a fuego medio alto y añade el AOVE. Cuando esté caliente sofríe los vegetales cortados durante 1-2 minutos removiéndolos sin parar. Añade la sal, el ajo y el pimentón molido, y cocina durante 1 minuto sin dejar de remover.

5. Agrega la soja escurrida al sofrito de verduras y deja que se cocine durante 2 minutos.

6. Incorpora el tomate triturado, el concentrado de tomate, la mitad de las hojas de albahaca, el orégano y el sirope de dátil. Remueve todo y espera a que entre en ebullición, luego baja el fuego y deja que se cocine durante 10 minutos.

7. Prueba la salsa y corrige la sal si es necesario. Si la salsa está muy espesa, añade algo de caldo (ver paso 2); si está muy líquida, hiérvela durante unos minutos más hasta que se espese. Retira del fuego.

8. Mientras se cocina la salsa, prepara la pasta según las instrucciones del paquete.

9. Sirve la salsa boloñesa junto con la pasta y esparce un poco de levadura nutricional y el resto de la albahaca cortada.

Variantes:

- En vez de soja texturizada utiliza carne picada de ternera, de cordero o pavo. Salpimienta y sáltate los dos primeros pasos de la receta.

- Usa esta salsa con pasta de calabacín o para rellenar vegetales como pimientos, cebollas, calabazas, etc.

Tips:

Este plato está rico, es económico y cunde bastante. Es ideal para una familia numerosa.

También puedes congelar en porciones individuales.

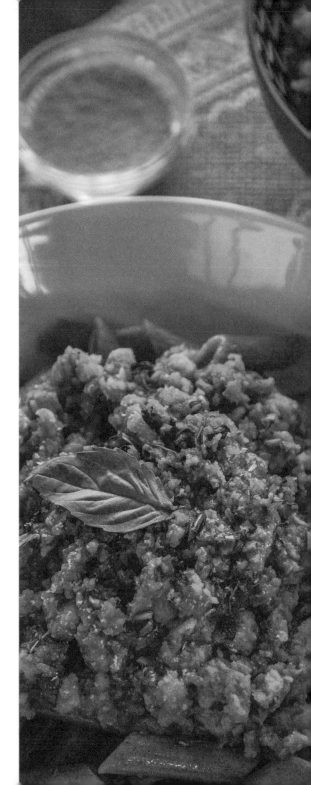

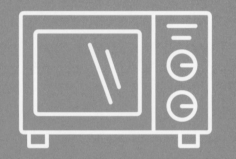

Revolución digital

A mediados del siglo pasado se inventó el transistor. Técnicamente es un dispositivo sencillo, pero al conectar multitud de ellos podemos darle inteligencia a un trozo de silicio.

Tras millones de años moldeando el mundo de los átomos, inventamos el mundo de los bits. Lo analógico dio paso a lo digital y transformó la sociedad con la misma intensidad que las revoluciones anteriores, pero en mucho menos tiempo. Mientras que la revolución agrícola se desarrolló a lo largo de miles de años y la Revolución industrial requirió varios siglos, la revolución digital logró un impacto similar en unas pocas décadas.

La digitalización ha cambiado cómo nos comunicamos y cómo trabajamos. Aunque en menor medida, ha influido también en nuestra comida. Los microprocesadores han permitido añadir inteligencia a los utensilios de cocina. La combinación de electricidad e información digital nos ha facilitado cocinar con más precisión y control, y nos ha liberado además de muchas tareas mecánicas y de la necesidad de supervisión constante.

A principios de los años sesenta surgieron los primeros robots de cocina, como la Thermomix o el Magimix, capaces de realizar multitud de tareas repetitivas: rebanar, trocear, picar, amasar, mezclar... De todas las novedades que se popularizaron en esta época exploraremos recetas para el microondas, la olla lenta y la *sous-vide*.

El microondas

El calor es el gran mecanismo transformador en la cocina. Sin embargo, hemos ido inventando formas más efectivas para producir este calor. Durante miles y miles de años el fuego fue el generador principal de calor. Lo obtuvimos primero quemando madera y, tiempo después, carbón. En una época más reciente aprendimos a usar gas y, finalmente, electricidad.

A principios del siglo XX aparecieron los primeros hornos eléctricos, pero eran caros y poco prácticos. En pocas décadas, sin embargo, se hicieron cada vez más populares, y el fuego fue desapareciendo de las cocinas.

En la Segunda Guerra Mundial, Percy Spencer se dedicó a experimentar con distintas tecnologías para mejorar el funcionamiento de los radares. En su trabajo usaba magnetrones, dispositivos que transforman la energía eléctrica en ondas electromagnéticas. Una mañana, mientras operaba estas máquinas, observó que la barrita de chocolate que guardaba en el bolsillo se había derretido. Acercó después al magnetrón un huevo y granos de maíz. El huevo se coció a la perfección y los granos de maíz se convirtieron en palomitas.

A partir de estos experimentos, Spencer construyó un sencillo prototipo orientado a calentar la comida, consistente en un magnetrón y una caja metálica para atrapar la radiación. Comprobó que, en efecto, la comida colocada en la caja se calentaba con rapidez.

Al igual que había ocurrido con las conservas, una tecnología orientada inicialmente a la guerra terminó dando el salto al mundo culinario. En pocas décadas el microondas se convirtió en una pieza central de muchas cocinas.

Aunque muchas personas siguen temiendo su radiación, es un miedo injustificado. Todos los objetos, incluido el fuego o nuestro propio cuerpo, emiten radiación. La luz que nos rodea es radiación y, por supuesto, también lo son las ondas de radio o televisión.

Lo que convierte en peligrosos algunos tipos de radiación es su alta frecuencia y su capacidad ionizante. La radiación del microondas es de baja frecuencia y no ionizante, por lo que no puede modificar el material genético. Sus ondas calientan los alimentos al interactuar con las moléculas de agua que estos contienen, por eso no elevan la temperatura de materiales como el vidrio.

Salvo algún fallo, la radiación no se escapa del microondas, por lo que no hay ningún riesgo a su alrededor. Incluso si se escapara algo, deberías exponerte durante mucho tiempo y a corta distancia para sufrir algún daño.

El riesgo principal del microondas no es la radiación, sino la explosión de algún alimento. Los que están compuestos por partes con diferentes tiempos de cocción, como los huevos con cáscara, podrían estallar por la presión del vapor.

Otra idea equivocada sobre el microondas es que reduce el valor nutricional de los alimentos respecto a otros métodos, pero tampoco es cierto. Por su funcionamiento, este electrodoméstico reduce el tiempo necesario de cocción y no requiere agua ni aceite, por lo que mantiene la mayoría de las propiedades nutritivas de las verduras.

Sin duda, es difícil lograr con el microondas las texturas que nos proporcionan un horno o una parrilla, pero es una cuestión de paladar, no de salud.

En general, utilizamos el microondas no para cocinar, sino para recalentar comida o, dicho de otra manera, para evitar cocinar. Quizá no posea el encanto del fuego, pero tiene más versatilidad, que podemos aprovechar para preparar recetas saludables y rápidas.

(Recetas con microondas 89, 90 y 91).

Olla lenta y olla programable

Los humanos preparamos guisos desde hace miles de años. Cada sociedad tenía el suyo particular y usaba distintos ingredientes, pero había dos inconvenientes compartidos por todos los guisos: requerían mucho tiempo y mucha supervisión.

Pero, una vez más, la tecnología nos ayudó. La olla de presión resolvió el primer inconveniente; la olla de cocción lenta, el segundo.

La olla de cocción lenta utiliza la corriente eléctrica para mantener la temperatura constante durante largos periodos de tiempo. Su inventor, Irving Naxon, quería modernizar la forma en la que se preparaba un guiso judío tradicional, el cholent, que era muy laborioso. Irving había estudiado ingeniería eléctrica y usó sus conocimientos para construir un primer prototipo de la olla eléctrica.

En 1940 obtuvo la patente para su nueva olla, pero no saldría al mercado hasta más de una década después. El éxito de este nuevo invento fue modesto y cuando se retiró, a principios de los años setenta, vendió el diseño a la empresa Rival Manufacturing por poco dinero.

Esta empresa le dio a la olla lenta su nombre actual, Crock Pot, y, lo más importante, le dio un propósito claro. Dirigió su publicidad a las mujeres trabajadoras, que podían ahora dejar los ingredientes en la olla antes de salir de casa y ser recibidas varias horas después por una deliciosa comida.

El boca a boca posterior y la aparición de nuevos libros de recetas para la olla lenta multiplicaron las ventas, lo que la convirtió en un equipamiento familiar en muchas cocinas. Su popularidad hizo que surgiera bastante competencia y en la actualidad la Crock Pot es una opción más entre muchas.

El enfoque de las ollas lentas es justo el opuesto al de las ollas de presión, lo que les otorga ventajas e inconvenientes respecto a estas. Su principal ventaja es que no necesita vigilancia. Puedes dejarla funcionando y olvidarte de ella durante horas, algo que nunca deberías hacer con una olla de presión. Con una olla lenta es casi imposible quemar la comida.

Es ideal para cocinar piezas grandes, que requerirían pasar muchas horas vigilando el horno. Por su parte, las ollas rápidas son ideales para cocinar alimentos como legumbres.

Gracias a los avances de la tecnología, ya no tenemos que elegir entre una u otra. Las recientes ollas programables cumplen ambas funciones y otras adicionales (saltear, cocer, arrocera...).

(Recetas con olla lenta y olla programable de la 92 a la 97).

Sous-vide

Sous-vide significa «al vacío» en francés y se pronuncia «suvid». Requiere dos equipamientos distintos: uno para envasar los alimentos al vacío y otro para mantener el agua a una temperatura constante (y por debajo del punto de ebullición).

Esta técnica se usó inicialmente en los años sesenta para mejorar la seguridad alimentaria. Calentar la comida al vacío permitía esterilizarla con facilidad y conservarla durante más tiempo.

Décadas más tarde, algunos chefs creativos empezaron a usar este método en los restaurantes optimizando el proceso de cocción para lograr texturas y sabores inalcanzables con las técnicas tradicionales. A principios del siglo XXI los mejores restaurantes del mundo disponían ya de esta tecnología, que poco a poco ha ido incorporándose a todo tipo de cocinas.

Cocinar con *sous-vide* es un proceso extraño, carente de las experiencias sensoriales que asociamos a la preparación de nuestros alimentos. No oyes el burbujeo de una salsa ni percibes los aromas de una carne haciéndose a la plancha. Pero esta privación sensorial tiene su recompensa al final. Los aromas y los jugos de los alimentos no escapan del envase hermético, y esto proporciona una explosión de sabor cuando pruebas el resultado.

No todos los alimentos se adaptan bien al *sous-vide*. Lograrás buenos resultados con distintos cortes de carne y tipos de pescado, así como con huevos o diferentes vegetales.

(Recetas con *sous-vide* 98, 99 y 100).

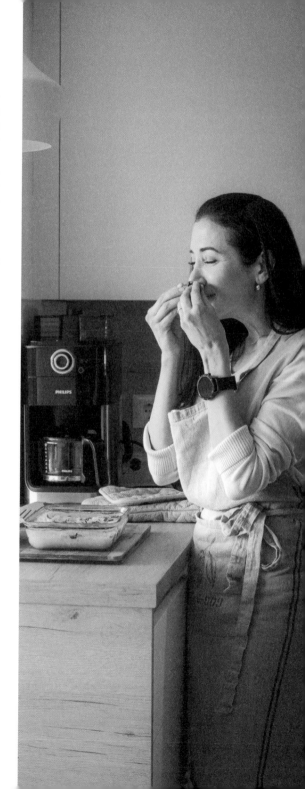

89. Tortitas crocantes de patatas

 Porciones: 1   Tiempo: 10 minutos   Comida: (V) (Ve) (SG)

Ingredientes:

200 g de patatas
10 ml de AOVE (opcional)
Sal al gusto

Equipo y utensilios:

Pelador de verduras
Rallador
Paño de cocina fino
Bol
Plato apto para microondas

Elaboración:

1. Pela las patatas y rállalas por el lado grueso del rallador.

2. Pon las patatas en el centro de un paño de cocina fino, une las puntas del paño y enróllalo haciendo una especie de torniquete para apretar las patatas y extraerles la mayor cantidad posible de agua. Cuanta más humedad retires de las patatas, más crocantes quedarán.

3. Pasa las patatas a un bol, esparce la sal y mezcla bien.

4. Prepara un plato apto para microondas y engrásalo con un poco de AOVE. Distribuye las patatas aplastándolas contra el plato sin dejar espacios vacíos o zonas con diferente grosor.

5. Mete las patatas en el microondas durante 4 minutos a máxima potencia. Si no están doradas, vuelve a introducir en periodos de 30 segundos hasta que se doren.

6. Espera a que se enfríen un poco antes de despegar las patatas del plato con una espátula.

7. Sirve solas con queso, con huevos estrellados o revueltos, con sopas, ensaladas o carnes.

Variantes:

- Mezcla la patata cocida con cualquier queso madurado rallado. Espera a que se enfríen bien antes de despegar con una espátula.

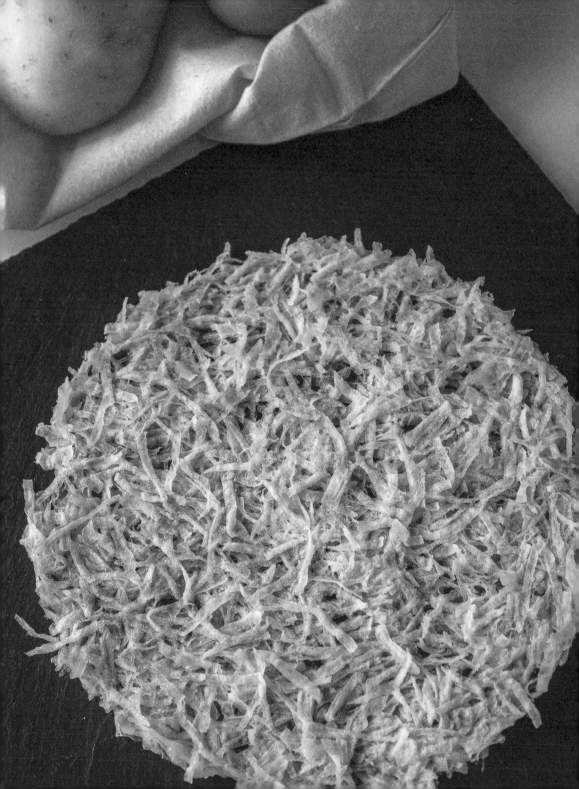

90. Spicy nuts para compartir

 Porciones: 5-6

 Tiempo: 10 minutos

 Comida: (P) (V) (Ve) (SG)

Ingredientes:

Nueces dulces

50 g de nueces o pecanas naturales
20 g de azúcar de coco o miel
<1 g de canela molida
50 ml de agua

Anacardos picantes

50 g de anacardos o almendras naturales
5 ml de AOVE
<1 g de pimentón picante molido
<1 g de curri
<1 g de sal (opcional)
<1 g de hojuelas de pimentón picante

Equipo y utensilios:

2 boles aptos para microondas
Plato o bandeja
Microondas

Tips:

Usa siempre frutos secos naturales y enteros. Si ya están tostados o son muy pequeños, se pueden quemar y aportarán un sabor amargo.

Elaboración:

1. Pon el agua, el azúcar y la canela en un bol, mezcla y mete en el microondas a máxima potencia durante 30 segundos.

2. Saca del microondas y añade las nueces. Remueve bien hasta que todas estén mojadas.

3. Mete de nuevo en el microondas durante 2 minutos a máxima potencia. Remueve y haz lo mismo en franjas de un minuto hasta que toda el agua se haya evaporado y las nueces estén pegajosas (más o menos 5 minutos en total).

4. Saca las nueces del bol cuando aún estén calientes y pásalas a un plato o bandeja forrada con papel de hornear. Déjalas enfriar hasta que se endurezcan.

5. En otro bol añade los anacardos y rocíalos por encima con el AOVE, el curri, el pimentón picante y la sal (antes de añadir la sal verifica si el curri ya está salado).

6. Introduce en el microondas durante 1 minuto, remueve y cuece 1 minuto más.

7. Pasa los anacardos al plato junto con las nueces y espera a que se enfríen antes de servir.

8. Sirve mezclando las nueces y los anacardos, y esparce un poco de pimentón picante en hojuelas.

Variantes:

- Añade picante a las nueces dulces para darles un toque mayor de sabor.

- Sustituye las especias de los anacardos por queso parmesano finamente rallado.

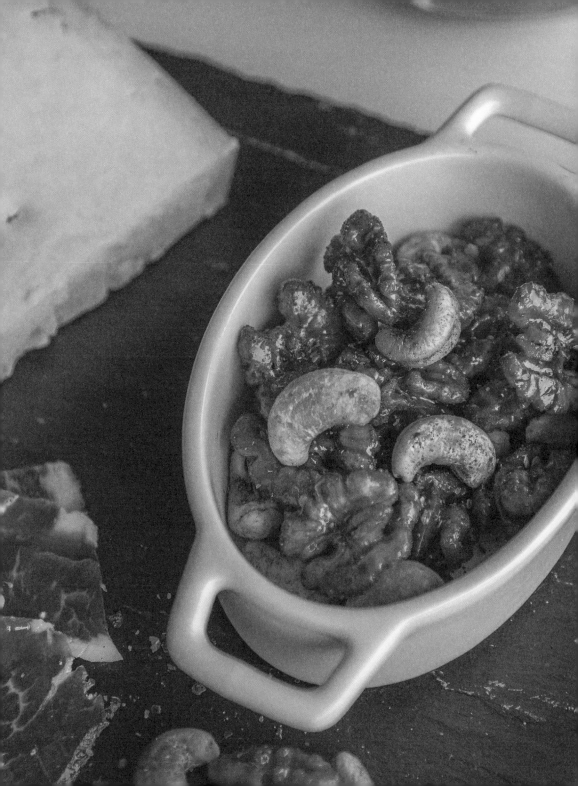

91. Submarino de chocolate negro, especias y colágeno

 Porciones: 1

 Tiempo: 5 minutos

 Comida: (V) (SG)

Ingredientes:

250-300 ml de leche entera
1 g de canela molida
1 g de jengibre molido
Una pizca de pimienta blanca
Ralladura de piel de naranja
Gotas de esencia de vainilla
30 g de chocolate con más de un 85 % de cacao
Edulcorante*
5 g de colágeno hidrolizado (opcional)

Equipo y utensilios:

Un tazón grande o 2 tazas o *mugs*
Botella mezcladora

Tips:

El colágeno dará una textura sedosa al chocolate. Mejor si es de sabor neutro, pero si tiene sabor, que sea de vainilla o chocolate.

Elaboración:

1. Pon la leche en un tazón y mete en el microondas a máxima potencia durante 1 minuto, que se caliente pero que no llegue a hervir.

2. Añade la canela, el jengibre, la piel de naranja, la pimienta, el edulcorante y la esencia de vainilla. Remueve bien con una cuchara.

3. Vuelve a introducir el tazón en el microondas durante 1 minuto a máxima potencia hasta que la leche humee, pero no hierva. Si al sacar del microondas la leche no está lo bastante caliente, mete otros 20 segundos.

4. Saca del microondas y pasa la leche a una botella mezcladora (o usa un batidor de leche de mano). Añade el colágeno, tapa y bate vigorosamente hasta que la leche se espume.

5. Vierte la leche de nuevo en el tazón o en un vaso, y sumerge (como un submarino) los trozos de chocolate negro en la leche caliente.

6. Espera un minuto y luego remueve con una cuchara para ayudar a que se derrita el chocolate. Bebe caliente y disfruta la sorpresa en el fondo de la taza.

Variantes:

- Si te gusta el café con chocolate (o mocaccino) agrega una cucharadita de café soluble al gusto justo antes de batir.

- Añade otras especias como cardamomo, nuez moscada o un clavito de olor.

- **Variante vegana:** Sustituye la leche por bebida de almendra sin azúcar o por leche de coco.

---

* Elige el edulcorante que prefieras según el tipo de alimentación que sigas. Por ejemplo, puede ser 3 g de mezcla de estevia y eritritol o 15 g de miel.

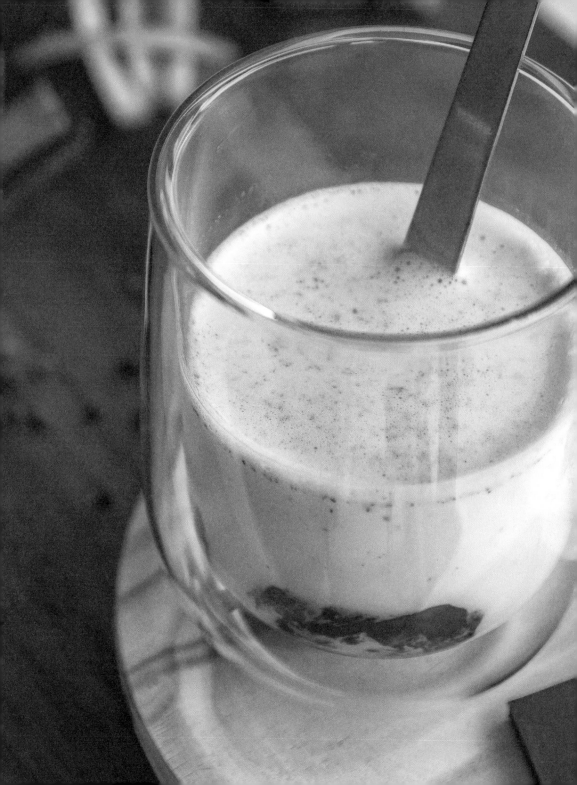

92. Cholent sin gluten (una de sus versiones)

 Porciones: 4-5

 Tiempo: 14 horas
+ 8 horas de remojo

 Comida: (SG)

Ingredientes:

100 g de judías blancas secas

400 g de carne de cordero o de ternera para guisar

300 g de patatas

300 g de calabaza

150 g de cebolla blanca

3-4 dientes de ajo

150 g de judías verdes frescas

30 g de orejones (opcional)

500 ml de caldo de carne

200 ml de agua filtrada

3 g de pimentón ahumado molido

1 g de comino molido

15 g de miel o de sirope de dátil

2-5 g de sal y pimienta al gusto

10 ml de AOVE

5 g de hojas cilantro o perejil fresco, para servir

Equipo y utensilios:

Tabla de cortar

Cuchillo de chef

Pelador de verduras

Bol

Olla de cocción lenta (Crock Pot)

Elaboración:

1. Pon las judías blancas en remojo en agua durante 8 horas. Luego escúrrelas y reserva.

2. Limpia la carne de cordero de cualquier grasa sobrante y córtala en trozos del tamaño de un bocado (3-4 cm aproximadamente). Pásala a un bol y añade un poco de AOVE, un diente de ajo machacado, sal y pimienta al gusto.

3. Pela y corta las patatas, la calabaza y la cebolla en trozos de tamaño similar al de la carne. Corta las judías en trozos de 3 cm. Por último, corta finamente los orejones.

4. Pon las patatas y la calabaza en la olla de cocción lenta. Incorpora las judías blancas remojadas y los orejones. Añade la carne, la cebolla y el resto del ajo machacado. Cubre todos los ingredientes con el caldo de carne y el agua.

5. Incorpora el pimentón, el comino, la miel, la sal y una pizca de pimienta. Remueve todo.

6. Tapa la olla de cocción lenta y deja que se cocine durante 14 horas a baja potencia (o 10 horas en alta). Durante este tiempo, agrega un poco más de caldo o de agua si el guiso comienza a secarse. Media hora antes de terminar la cocción, añade las judías verdes y ajusta la sal.

7. Apaga la olla, agrega la mitad del perejil cortadito y deja que repose durante al menos 1 hora antes de servir. Si el cholent está muy líquido, saca algunos trozos de patata o calabaza, aplástalos con un tenedor e incorpóralos de nuevo al guiso.

8. Sirve con el resto del perejil. El cholent es un plato único, pero puedes acompañarlo con un trozo de pan de trigo sarraceno (p. 182).

Variantes:

- Cambia el cordero por pollo o pavo, y las judías por garbanzos.

- Sustituye o añade otras verduras de temporada como repollo, kale, acelgas, nabo, zanahorias, etc.

- **Variante vegana**: Reemplaza la carne por una mayor variedad de judías (blancas, rojas, pintas, etc.). Usa un caldo vegetal con dos cucharadas de salsa de soja (sin gluten).

Tips:

Los tiempos de cocción se pueden reducir de forma significativa utilizando judías previamente cocidas o de bote. No se recomienda utilizar cortes de carne demasiado pequeños, magros o blandos porque pierden consistencia con tantas horas de cocción.

Esta receta se puede preparar en una cazuela u olla normal con tapa. La ventaja de la olla de cocción lenta es que puedes dejar la cocción casi desatendida. La idea es preparar el cholent por adelantado; pasado uno o dos días tendrá mejor sabor. Se puede guardar en la nevera hasta 5 días, pero no se recomienda congelar, porque al descongelar las patatas pierden textura.

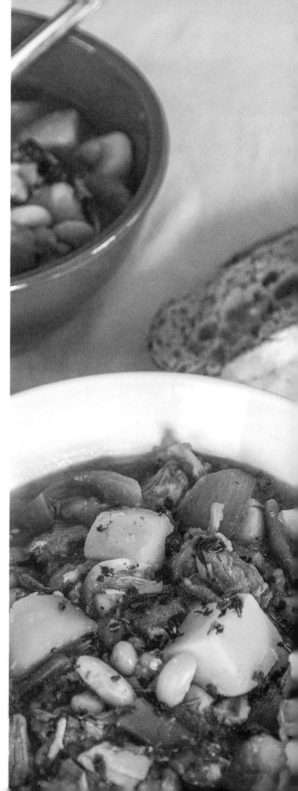

93. MarmitaCrock

 Porciones: 4-5 | Tiempo: 4-5 horas | Comida: (P) (SG)

Ingredientes:

500 g de bonito o atún entero
500 g de patatas
150 g de cebolla blanca
250 g de pimiento verde y rojo
2-3 dientes de ajo
20 ml de AOVE
50 ml de vino blanco seco (opcional)
700 ml de caldo de bonito o de pescado envasado
20 g de carne de pimiento choricero
<1 g de pimentón dulce ahumado molido
10 g de hojas perejil fresco, para servir

Caldo de bonito

Todos los despojos del bonito: espina, cabeza y piel
Trozos de restos de cebolla y de pimiento
1 diente de ajo machacado
1 l de agua
1 hoja de laurel (opcional)

Equipo y utensilios:

Tabla de cortar
Cuchillo de chef
Rallador
Pelador de verduras
Olla pequeña
Colador
Olla de cocción lenta (Crock Pot)

Elaboración:

1. Limpia el bonito quitándole la piel y las espinas. Córtalo en trozos del tamaño de un bocado (3-4 cm aproximadamente) y añádele un poco de sal.

2. Pela y corta (o chasca) las patatas en trozos similares al bonito y resérvalas sumergidas en agua para que no se oxiden.

3. Corta en cubos o trozos pequeños la cebolla y los pimientos, y machaca los ajos.

4. Para preparar el caldo coloca en una olla pequeña los despojos del bonito y los sobrantes de las verduras. Cocina todo a hervor suave durante 30 minutos, luego cuela el caldo presionando los restos contra el colador para extraer todo el sabor.

5. Pon en la olla de cocción lenta las patatas escurridas, la cebolla, el pimiento y los ajos. Añade también el AOVE, el vino, el caldo, la carne del pimiento choricero y el pimiento molido. Remueve todo, tapa la olla y deja que se cocine durante 2-3 horas, hasta que las patatas estén blandas pero firmes.

6. Añade los trozos de bonito al guiso y deja que se cocine durante 15-20 minutos más, removiendo de vez en cuando. Si el guiso está muy seco o espeso, agrega un poco más de caldo o de agua. Prueba la sal y ajústala si hace falta.

7. Apaga la olla, tapa y deja que repose el guiso unos minutos antes de servir.

8. Sirve y esparce el perejil fresco. Es un plato único, pero puedes acompañarlo con una ensalada de verano (p. 86) y poner de postre un arroz con leche vegano (p. 162).

Variantes:

- Como la temporada de bonito es el verano, puedes preparar este plato con otros pescados de textura similar: emperador, pez espada o incluso preparar un marmitaco de salmón o chipirones en otros meses del año.

- Algunas versiones incluyen tomate. Si lo usas, añádelo triturado al final de la preparación.

- **Variante vegana:** Sustituye el bonito por garbanzos cocidos, el caldo de pescado por uno de verduras junto con 15 g de algas deshidratadas (kombu o nori).

Tips:

No añadas el bonito a la olla de cocción lenta desde el principio de la cocción porque se secará mucho.

Esta receta se puede preparar en una cazuela u olla normal con tapa, pero la ventaja de la olla de cocción lenta es que te permite desatender la cocción. Además, puedes preparar este guiso de bonito por adelantado y guardarlo en la nevera, pasado uno o dos días tendrá mejor sabor.

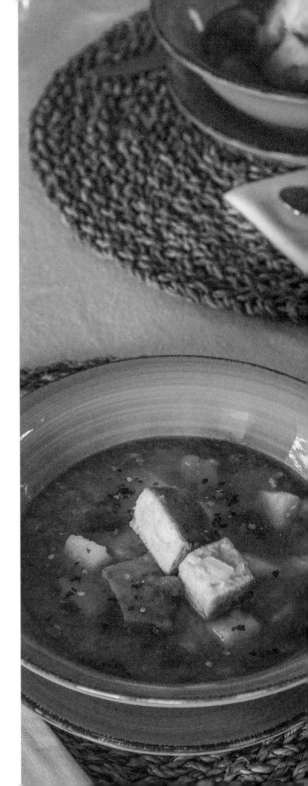

94. Caldo de huesos (una de sus mil versiones)

 Porciones: 4-5

 Tiempo: 24 horas (casi sin atención)

 Comida: (P) (K) (SG)

Ingredientes:

1,3 kg de huesos de ternera, cerdo o carcasa de pollo

1 zanahoria grande

2 puerros

1 tallo de apio

1 cebolla mediana

10 g de jengibre fresco (opcional)

1 atadillo de hierbas frescas (perejil, tomillo, laurel, etc.)

10 ml de vinagre de manzana (opcional)

<1 g de sal

2 litros de agua o más si es necesario

Equipo y utensilios:

Tabla de cortar

Cuchillo de chef

Fuente de horno (opcional)

Olla de cocción lenta (o Crock Pot)

Colador de malla fina

Colador de tela (opcional)

Espumadera

Envases para congelar

Tips:

Para un caldo de huesos solo necesitas huesos (crudos o restos de una cocción previa) y agua, pero las verduras son fundamentales para dar sabor.

El caldo se mantiene en perfecto estado entre 6 y 7 días en la nevera y dura hasta 6 meses en el congelador.

Elaboración:

1. Precalienta el horno a 200 °C con calor arriba y abajo. Pon los huesos en una fuente o bandeja de horno con un poco de AOVE y ásalos durante 20 minutos. Dales la vuelta y hornéalos durante 20 minutos más. Hornear los huesos es opcional, pero intensifica los sabores.

2. Saca la fuente del horno y, con cuidado, pasa los huesos a la olla de cocción lenta (Crock Pot). Desglasa el fondo de la fuente agregando 250 ml de agua y raspándolo con una espátula. Añade este líquido a la olla junto con los huesos.

3. Pela la zanahoria, la cebolla y el jengibre, luego córtalos en trozos grandes e irregulares. Haz lo mismo con el resto de las verduras.

4. Pon las verduras cortadas y el atadillo de hierbas sobre los huesos. Añade agua hasta que quede todo sumergido por completo. Por último, agrega el vinagre y la pizca de sal.

5. Tapa la olla de cocción lenta y deja que se cocine a la menor potencia posible entre 16 y 24 horas. Pasado este tiempo apaga la olla, destapa y deja que se enfríe un poco.

6. Vierte el caldo sobre un colador de malla fina para eliminar las verduras y los huesos del caldo. Luego, si quieres el caldo más limpio, vuelve a colarlo, esta vez usando un colador de tela.

7. Espera a que el caldo alcance la temperatura ambiente y mételo en la nevera durante 8 horas. Pasado este tiempo estará gelatinoso y podrás retirar la grasa de su superficie con facilidad.

8. Puedes calentar el caldo para beberlo solo durante el día o para hacer alguna crema o receta. También puedes congelar en envases de cuartos o medios litros.

Variantes:

- Prepara esta receta en una olla normal (método tradicional). A partir del paso 5 deja que el agua burbujee suavemente y que se cocine entre 12 y 16 horas verificando que siempre haya líquido cubriendo los huesos. Ve eliminando la espuma color gris-marrón que se formará en la superficie del caldo.

- Prepara esta receta en olla de presión (o Instapot). A partir del paso 4 deja que se cocine durante más o menos 120 minutos.

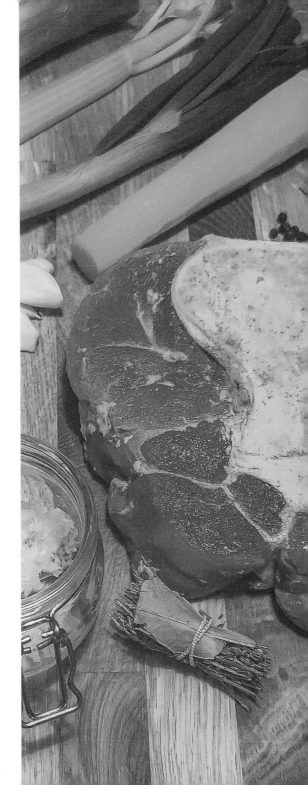

95. Redondo de añojo asado

 Porciones: 6

 Tiempo: 1 hora + 8-10 horas de marinado

 Comida: (P) (SG)

Ingredientes:

1,3-1,6 kg de redondo de añojo entero
300 g de cebolla blanca
150 g de pimentón rojo
5 dientes de ajo
50 ml de AOVE (dividido en dos partes)
15 ml de salsa de soja (sin gluten)
1 g de orégano seco o una ramita si es fresco
5-8 g de sal
<1 g de pimienta negra
250 g de tomate natural triturado en conserva
100 ml de vino tinto
30 g de panela (opcional)
250 ml de agua
1 hoja de laurel

Equipo y utensilios:

Procesador de alimentos
Envase de vidrio o plástico con tapa para marinar la carne (no metal)
Bolsa con cierre de zip (opcional)
Sartén de hierro fundido
Instapot
Batidora
Colador

Elaboración:

1. Limpia la carne de cualquier exceso de grasa.

2. Corta la cebolla blanca y el pimentón rojo en trozos grandes. Ponlos en un procesador de alimentos junto con el ajo, 25 ml de AOVE, la salsa de soja, el orégano, la sal y la pimienta. Procesa todo mediante pulsaciones hasta que los vegetales estén finamente cortados, pero no triturados.

3. Mete la carne en un envase de vidrio (o en una bolsa grande con cierre de zip). Añade los vegetales triturados junto con el vino tinto y el tomate triturado. Tapa el recipiente y mueve para que la carne se impregne con la marinada. Deja marinando en la nevera entre 8 y 24 horas y dale la vuelta de vez en cuando.

4. Saca la carne de la marinada al menos una hora antes de prepararla, para que esté a temperatura ambiente (o métela en el microondas a potencia mínima durante 2 minutos). Guarda la marinada de nuevo en la nevera.

5. Ralla o corta la panela en trocitos (si no es granulada) y reserva.

6. Pon una sartén a fuego fuerte y añade 25 ml de AOVE. Cuando esté bien caliente, echa la carne en la sartén y dora de manera uniforme (15 minutos).

7. Pasa la carne a la Instapot (o a la olla de presión), añade la marinada, el agua, la panela y la hojita de laurel. Cocina durante 50 minutos (en presión alta en la Instapot) y deja que la presión se libere lentamente; al pinchar la carne esta debe estar blanda pero firme.

8. Saca la carne a una tabla de cortar y desecha la hoja de laurel. Corta el redondo en rodajas de 1 cm más o menos con un cuchillo bien afilado para no romper los bordes. Reserva.

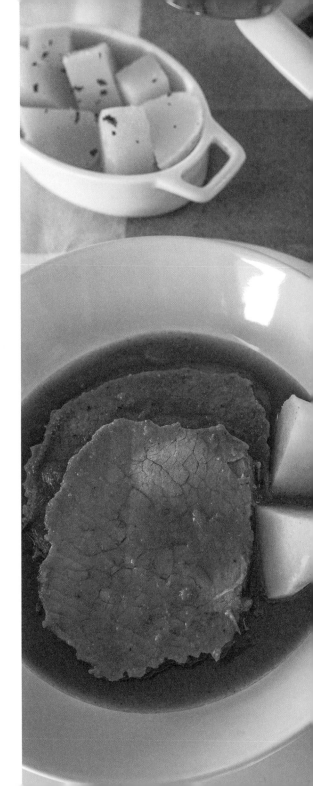

9. Desgrasa la salsa que ha quedado en la olla si es necesario. Cuando se enfríe un poco, mete la batidora de brazo en la olla y tritura para espesarla. Si todavía está muy líquida, hiérvela con suavidad hasta que se reduzca un poco más y alcance la consistencia deseada.

10. Dispón la carne en una fuente para servir y báñala con la salsa caliente. Acompaña con arroz basmati o patatas cocidas.

Variantes:

- Cambia el pimiento por zanahorias y champiñones.

- Reemplaza el vino por caldo de carne y 10 ml de vinagre de sidra.

Tips:

También puedes hacer esta receta en una olla normal: a partir del paso 7 agrega un litro de agua y deja que se cocine a fuego medio, tapada, durante más o menos 2-3 horas.

Es una receta perfecta para domingos familiares. Se puede congelar y sus restos se pueden usar en otras preparaciones como salsas para pasta o rellenar patatas o boniatos.

96. Tacos de carne mechada con tortillas de legumbres

 Porciones: 4

 Tiempo: 40 minutos

 Comida: (SG)

Ingredientes para la carne:

600 g de carne de ternera para guisar
250 g de cebolla blanca o roja
200 g de pimiento rojo o verde
2 dientes de ajo
200 g de tomate natural triturado en conserva
60 ml de pasta de tomate concentrada
<1 g de comino molido
<1 g de pimentón dulce molido
<1 g de orégano seco
1 hoja de laurel
1 g de sal y pimienta al gusto
20 ml de AOVE

Tortillas para los tacos

50 g de harina de garbanzo
50 g de harina de arroz
140 g de agua
<1 g de sal
7 ml de AOVE

Para servir

50 g de cebolla roja
10 g de cilantro fresco
½ limón

Equipo y utensilios:

Tabla de cortar
Cuchillo de chef
Procesador de alimentos (opcional)
Instapot
Bol
Sartén pequeña antiadherente
Cucharón

Elaboración:

1. Limpia la carne de cualquier exceso de grasa y corta en trozos grandes si está entera. Pasa la carne a un bol y aderézala con la mitad del AOVE, la sal y la pimienta.

2. Corta la cebolla, el pimiento y el ajo en trozos. Introduce las verduras cortadas en el procesador de alimentos y procesa mediante pulsaciones hasta que todo esté finamente cortado, no triturado.

3. Selecciona en la Instapot la opción de saltear, «sauté», a fuego medio. Agrega el AOVE restante y, cuando esté caliente, añade la carne. Cocina durante 1 o 2 minutos sin dejar de remover, hasta que la carne se haya dorado un poco.

4. Apaga la Instapot y agrega los vegetales cortados, el tomate, las especias y la hoja de laurel. Remueve bien y raspa con la cuchara el fondo de la olla para desglasarla.

5. Tapa la Instapot y selecciona la función de cocción a alta presión. Cocina durante 40 minutos y deja que la presión se libere poco a poco. Retira la tapa y saca la hoja de laurel.

6. Pasa la carne a un plato y, con la ayuda de dos tenedores, separa las fibras de la carne lo más finas que puedas.

7. Devuelve la carne a la Instapot y mezcla bien con las verduras y el jugo de la carne. Pruébala y corrige la sal si es necesario. Si la carne ha quedado muy líquida, selecciona de nuevo la opción «sauté» y deja que se cocine hasta que el exceso de líquido se haya evaporado.

8. Haz las tortillas mientras se cocina la carne. Precalienta una sartén antiadherente a fuego medio. Añade unas gotitas de AOVE y pasa un papel para distribuirlo por toda la superficie.

9. En un bol mezcla la harina de garbanzos, la harina de arroz, el agua y la pizca de sal. Remueve todo muy bien durante unos

minutos, hasta que no queden grumos y tenga una consistencia homogénea.

10. Con un cucharón de sopa toma una porción de la mezcla y viértela en el centro de la sartén. Usa la parte de atrás del cucharón para distribuir bien la mezcla en la superficie y que tome forma de tortilla. Hazlas tan delgadas como quieras.

11. Cocina durante más o menos 1 minuto por lado o hasta que estén cocidas pero blandas. Repite este procedimiento hasta acabar toda la mezcla (4-6 tortillas).

12. Corta la cebolla roja en juliana, pásala a un bol y añade un chorrito de zumo de limón. Corta el cilantro finamente.

13. Monta los tacos. Pon la carne en el centro de la tortilla y esparce encima la cebolla, el cilantro y un chorrito de zumo de limón (opcional).

14. Sirve con trozos de aguacate o una ensalada superverde (p. 82).

Variantes:

• Cambia la carne por pechuga de pollo, pero reduce el tiempo de cocción 10 minutos.

• Si te gusta la carne con un toque picante, añade pimentón picante molido o en hojuelas a la carne o corta unos jalapeños para servir los tacos.

• Prepara las tortillas solo con harina de garbanzos.

• **Variante vegana**: Rellena los tacos con boloñesa de soja (p. 224), ragú de lentejas (p. 176) o caponata siciliana (p. 38).

Tips:

La carne mechada es perfecta para rellenar patatas o boniatos al horno, comer con arroz, con tortitas de patatas al microondas, con tostones o chips de yuca. Puedes prepararla por adelantado, congelarla o mantener en la nevera unos 4 días.

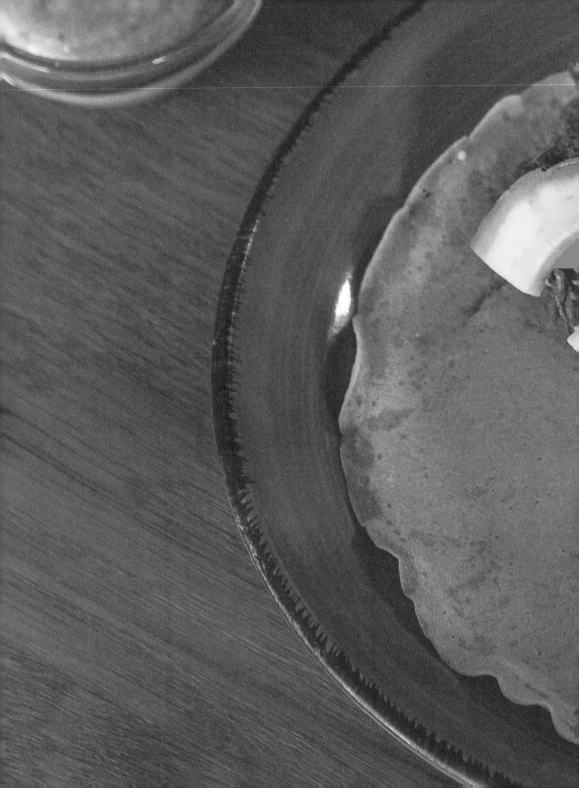

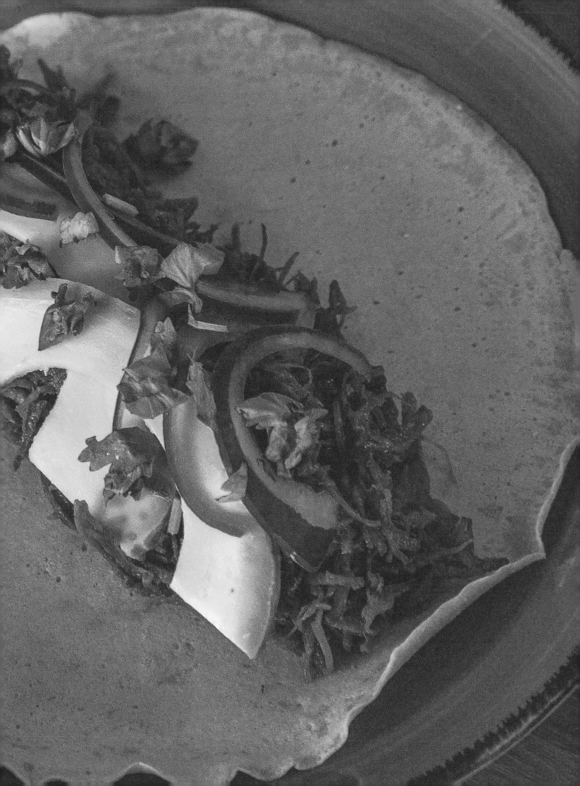

97. Solomillo de cerdo balsámico con cebollas caramelizadas

 Porciones: 2

 Tiempo: 40 minutos

 Comida: (K) (SG)

Ingredientes:

400-500 g de solomillo de cerdo magro entero

10 g de azúcar de coco o miel

80 ml de agua

40 ml de vinagre balsámico

60 ml de agua

5 g de romero fresco

3 dientes de ajo

15 ml de salsa de soja (sin gluten)

15 ml de AOVE

5 g de kuzu o maicena (opcional)

Cebollas caramelizadas

400-500 g de cebollas dulces

50 g de manzana rallada (opcional)

15 ml de AOVE o mantequilla

Una pizca de sal

Equipo y utensilios:

Tabla de cortar

Cuchillo de chef

Pelador de verduras

Rallador

Bol pequeño

Instapot u olla de presión

Elaboración:

1. Limpia el lomo de cerdo de cualquier exceso de grasa y corta 1 diente de ajo en láminas finas. Con un cuchillo, haz varias hendiduras en la carne, pequeñas pero profundas. Introduce 1-2 láminas de ajo con el dedo en cada hendidura, lo más profundo que puedas. Luego salpimienta y deja que repose unos minutos.

2. Corta la cebolla dulce en juliana. Pela y ralla la manzana.

3. Prepara el aderezo balsámico mezclando en un bol el azúcar de coco, el agua, el vinagre balsámico, el romero fresco, el ajo machacado y la salsa de soja.

4. En la Instapot selecciona la opción de saltear, «sauté», a fuego medio. Agrega el AOVE y, cuando esté caliente, añade el solomillo de cerdo. Cocina hasta que la carne esté dorada por todos lados.

5. Saca la carne y rápidamente incorpora otro poco de AOVE, la cebolla dulce y la manzana. Cocina sin dejar de remover durante 1 minuto más.

6. Apaga la Instapot. Abre un espacio entre la cebolla para colocar el solomillo de cerdo y esparce por encima el aderezo balsámico.

7. Tapa la Instapot y selecciona la función de cocción a presión alta. Cocina durante 20 minutos y deja que la presión se libere poco a poco.

8. Abre la Instapot. Saca el solomillo con cuidado, colócalo en una tabla y córtalo en lonchas.

9. En un bol disuelve el kuzu o la maicena en 20 ml de agua y añádelo a las cebollas. Selecciona otra vez la opción saltear, «sauté», a temperatura baja y deja que se cocine todo sin dejar de remover, hasta que espese un poco (3-5 minutos).

10. Para servir coloca las cebollas caramelizadas en una fuente, pon encima las lonchas del lomo y añade un poco más de romero y sal. Acompaña con patatas doradas (p. 192) y una ensalada de invierno (p. 90).

Variantes:

- Cambia el solomillo de cerdo por solomillo de pavo; tendrás que reducir el tiempo de cocción 5 minutos.

- Sustituye la cebolla por repollo blanco.

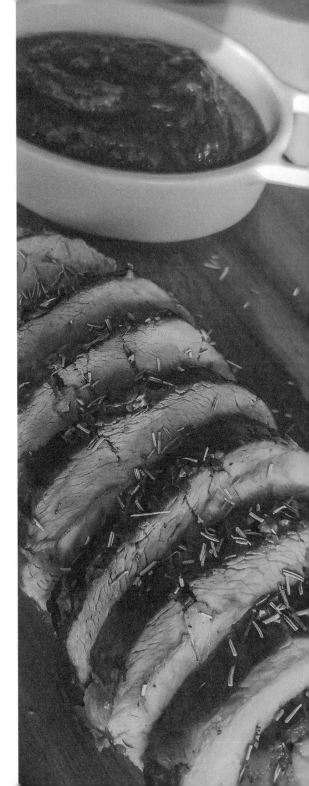

98. Solomillo de añojo a baja temperatura con salteado de setas

 Porciones: 2 | Tiempo: 40 minutos | Comida: (K) (P) (SG)

Ingredientes:

350-400 g de solomillo o vacío de añojo
500 ml de agua
Ramita de tomillo o romero fresco
Sal en escamas y pimienta negra
15 g de mantequilla o AOVE

Salsa de setas
1-2 dientes de ajo
1 chalota o 50 g de cebolleta
300 g de setas variadas (ostra, shiitake, enokis, portobello, cremini, etc.)
50 ml de jugo de carne después de la cocción
Sal y pimienta
5 g de perejil, para servir

Equipo y utensilios:

Tabla de cortar
Cuchillo de chef
Envasadora al vacío de alimentos o bolsas con cierre de zip
Máquina de *sous-vide* (roner) y contenedor
Parrilla acanalada o sartén antiadherente
Procesador de alimentos
Bote de cristal con tapa

Elaboración:

1. Vierte en un envase 500 ml de agua y disuelve 15 g de sal para crear una salmuera. Introduce el solomillo entero en ella durante 15 minutos.

2. Saca el solomillo de la salmuera, sécalo con papel absorbente y córtalo en dos filetes gruesos. Salpimienta y envasa al vacío (de manera individual o juntos) e introduce la ramita de tomillo dentro de la bolsa de vacío.

3. Corta finamente el ajo y la chalota. Corta las setas en láminas (menos los enokis) y corta el perejil finamente.

4. Programa el roner o aparato *sous-vide* en el contenedor con agua a 65 °C. Introduce las bolsas con el solomillo y deja que se cocine entre 15 y 20 minutos. El tiempo dependerá del punto de cocción que te guste para la carne: con 12 minutos quedará más cruda y con 18 minutos más cocida.

5. Pon la plancha a fuego alto con unas gotas de AOVE. Saca el solomillo de la bolsa de vacío y vierte el jugo de la carne en un bol. Pon el solomillo en la parrilla solo unos segundos para dorarlo por ambos lados.

6. Baja la temperatura de la plancha. Cuando se haya enfriado un poco añade la mantequilla, el ajo y la chalota. Sofríe durante 1 minuto removiendo sin parar. Luego añade las setas, el jugo de carne de la cocción y una pizca de sal, y desglasa el fondo de la sartén. Si hay muy poco jugo de carne, añade un poco de agua.

7. Divide la salsa de setas en dos platos y sirve un solomillo en cada uno (puede ser cortado en láminas o entero). Esparce las hojitas de perejil, la sal en escamas y la pimienta al gusto.

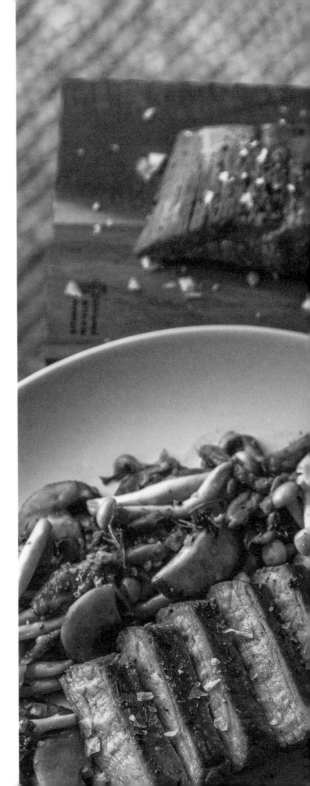

Variantes:

- Cambia el solomillo de ternera por un solomillo de cerdo (deja que se cocine durante 25 minutos a 65 °C) o por una pechuga de pollo (deja que se cocine 40 minutos a 65 °C)

- Sustituye la salsa de setas por verduras salteadas o por cualquier otra guarnición.

Tips:

Si no tienes máquina de vacío o de *sous-vide*, puedes preparar la receta con una versión casera. Utiliza bolsas de congelación con cierre de zip y saca todo el aire posible. Usa una nevera portátil y añade agua caliente y fría hasta lograr la temperatura deseada. Usa un termómetro de cocina. Luego introduce la carne en la bolsa con cierre de zip y cierra la nevera durante el tiempo de cocción. Este procedimiento solo es viable en cocciones de no más de una hora.

La ventaja de cocinar con este método es que puedes preparar por adelantado cortes magros de varios tipos de carnes: solomillos, pechugas, magret, etc., refrigerarlos y, justo antes de consumir, pasarlos por una sartén o plancha.

99. Magret de pato a baja temperatura con salsa de ciruelas

 Porciones: 2

 Tiempo: 1 hora 20 minutos

 Comida: (SG)

Ingredientes:

350-400 g de magret de pato
5 ml de AOVE
Sal y pimienta fresca
Sal en escamas, para servir

Salsa de ciruelas

2 chalotas o 30 g de cebolla roja
3 o 4 ciruelas rojas o amarillas maduras
15 ml de vino dulce de Jerez o de miel
Jugo del magret después de la cocción
Grasa del magret

Equipo y utensilios:

Tabla de cortar
Cuchillo de chef
Envasadora al vacío de alimentos
Máquina de *sous-vide* (roner) y contenedor
Sartén antiadherente mediana
Batidora de vaso (opcional)

Elaboración:

1. Seca bien el magret de pato con papel absorbente y úntalo con unas gotas de AOVE. Salpimienta bien y envasa al vacío.

2. Programa el roner o aparato *sous-vide* en el contenedor con agua a 63 °C. Introduce la bolsa con el magret y deja que se cocine durante 70 minutos para un punto medio.

3. Mientras tanto, corta finamente la chalota y las ciruelas en cuartos.

4. Pasado el tiempo de cocción, saca el magret de la bolsa de vacío y vierte el jugo de la carne en un bol. Seca de nuevo con papel absorbente y con un cuchillo realiza cortes tipo rejilla por el lado de la piel, abriendo la grasa pero sin llegar a la carne.

5. Pon una sartén a fuego alto con unas gotas de AOVE. Cuando esté bien caliente coloca el magret por el lado de la piel y presiona con la espátula. Cocina hasta que se dore (1 minuto) y suelte su propia grasa. Dale la vuelta y deja que se cocine 30 segundos más. Pasa a un plato, tapa y reserva.

6. Baja la temperatura de la plancha y en la grasa del pato añade la chalota y sofríe 1 minuto removiendo sin parar. Si el magret ha desprendido poca grasa, añade algo de AOVE.

7. Añade las ciruelas, el vino, el jugo de la cocción y desglasa el fondo de la sartén. Baja el fuego y deja que se cocine durante 5 minutos más. Puedes triturar la salsa con la ayuda de un tenedor o pasarlo al vaso de una batidora.

8. Corta el magret en lonchas gruesas (también puedes servirlo entero). Sírvelo con la salsa, la sal en escamas y la pimienta al gusto. Acompaña con boniatos aromatizados (p. 186) o con una bandeja de raíces y bulbos (p. 46).

Variantes:

• Sustituye las ciruelas por frutos rojos congelados o por higos.

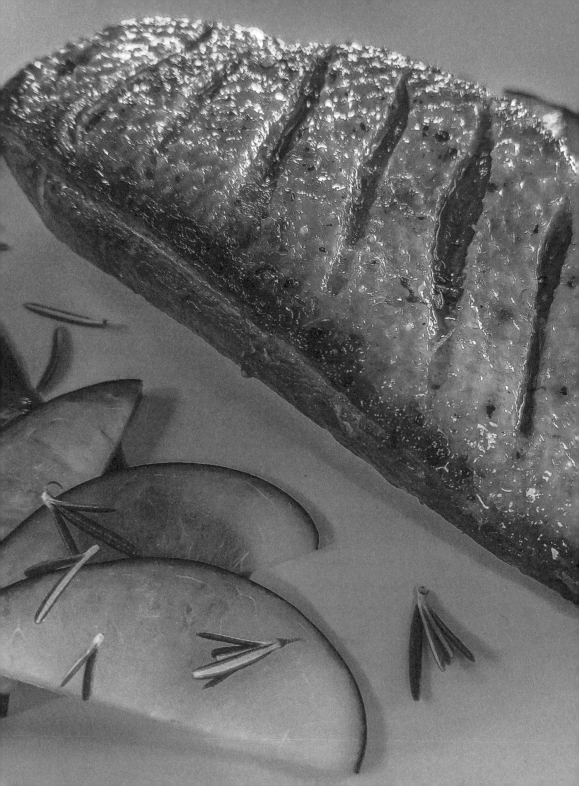

100. Natillas a baja temperatura

 Porciones: 6

 Tiempo: 1 hora
15 minutos

 Comida: (K) (V)

Ingredientes:

250 ml de leche
375 g de nata líquida
130 g de yemas de huevo (6 yemas)
1 vaina de vainilla (o 5 ml de esencia)
5-10 g de edulcorante*
Una pizca de sal (opcional)
Canela molida, para servir

Equipo y utensilios:

Termómetro de cocina
Olla
Máquina de *sous-vide* (roner) y contenedor
Bol grande
Varillas
Colador de malla fina
6-8 recipientes de cristal con tapa hermética

Tips:

Con este método de cocción no hay riesgo de que se corte la leche o de que queden grumos al preparar las natillas.
No obstante, debes asegurarte de usar recipientes herméticos, de otro modo el agua podría penetrar y dañar la preparación.

Elaboración:

1. Programa el roner o aparato *sous-vide* en el contenedor con agua a 90 °C durante 60 minutos.

2. Corta la vaina de vainilla a lo largo y raspa el interior. Reserva.

3. Pon una olla a fuego medio con la leche, la nata y la vainilla. Cocina hasta que la leche alcance 85 °C (ayúdate con el termómetro de cocina). Apaga el fuego, tapa y deja que se infusione durante 10 minutos.

4. Mientras tanto, mezcla las yemas y el eritritol en un bol grande con unas varillas.

5. Pon un colador de malla fina sobre el bol y vierte la leche y la nata sobre las yemas. Remueve bien todo hasta que la mezcla sea homogénea. Prueba la mezcla y ajusta el dulzor, pues existen importantes diferencias en los edulcorantes.

6. Llena los recipientes con la mezcla anterior y tapa herméticamente. Introdúcelos en el baño de agua a 90 °C y deja que se cocine durante 60 minutos sin tocar.

7. Saca los recipientes con cuidado y espera a que alcancen temperatura ambiente antes de meterlos en la nevera.

Variantes:

*   Añade 50 g de chocolate con un 85 % de cacao para hacer natillas de chocolate.

*   Cambia la leche por bebida de coco y la nata por crema de coco.

---

* 5-10 g de mezcla de estevia y eritritol.

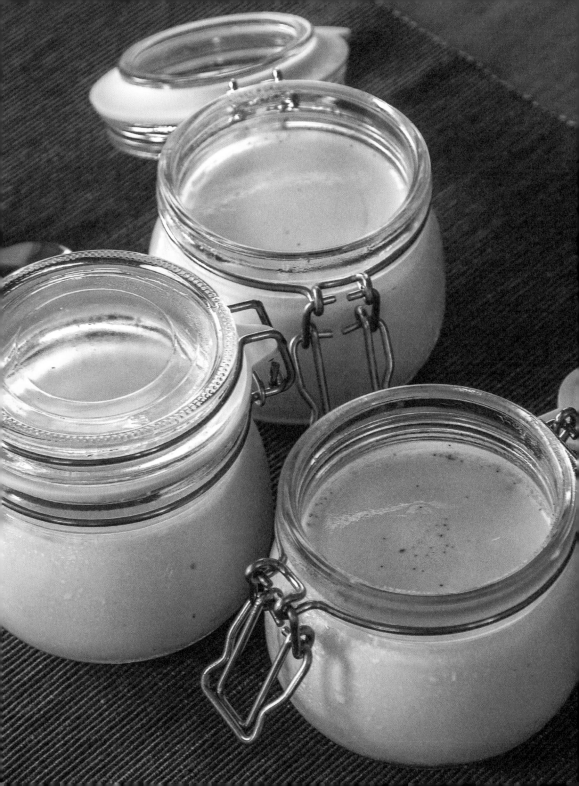

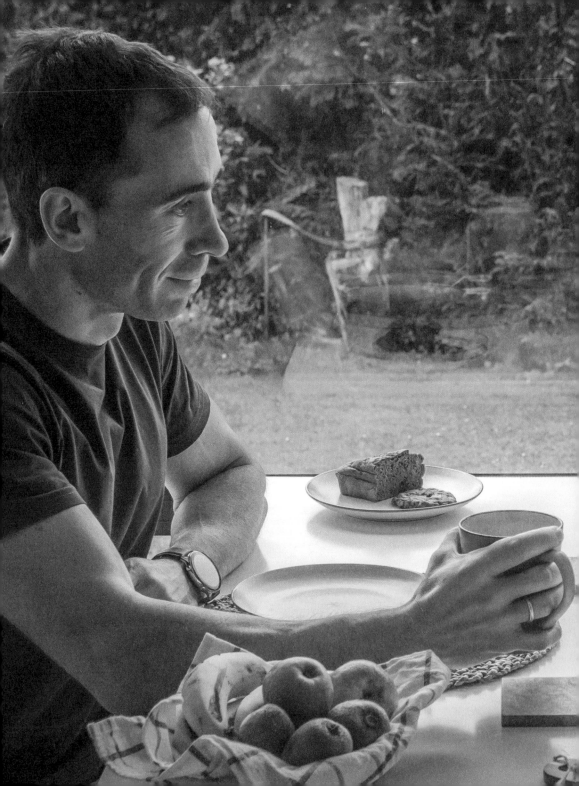

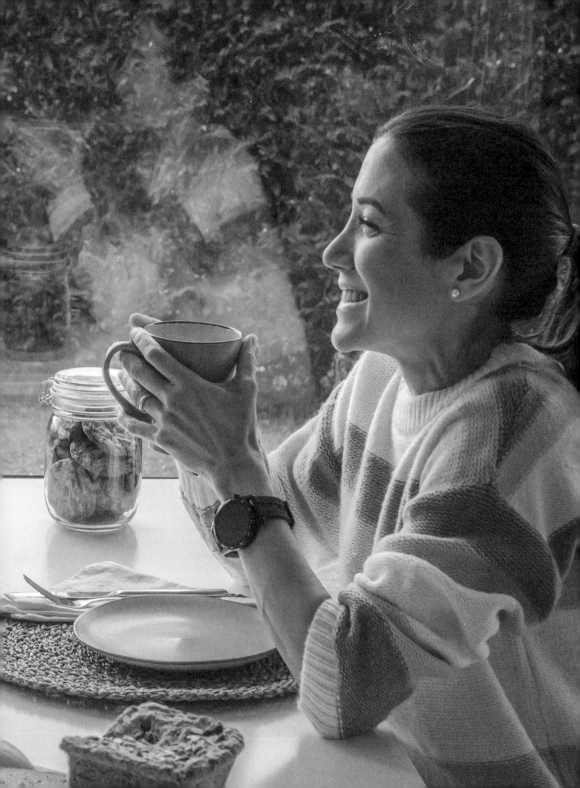

Índice de recetas por alimentos